Voeding bij diabetes mellitus

Dieetbegeleiding van Turkse, Marokkaanse en Hindostaanse bevolkingsgroepen

Voeding bij diabetes mellitus

Dieetbegeleiding van Turkse, Marokkaanse en Hindostaanse bevolkingsgroepen

Diabetes mellitus bij Hindostanen
J.J.C. Nieuwelink

Diabetes mellitus bij Turken
M.J.A. Traa

Diabetes mellitus bij Marokkanen
F.S. Malki en L.A. Waterval

Deze teksten zijn afkomstig uit het *Informatorium voor Voeding en Diëtetiek*.

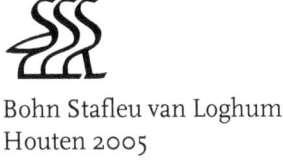

Bohn Stafleu van Loghum
Houten 2005

© 2005 Bohn Stafleu van Loghum, Houten
Alle rechten voorbehouden. Niets uit deze uitgave mag worden verveelvoudigd, opgeslagen in een geautomatiseerd gegevensbestand, of openbaar gemaakt, in enige vorm of op enige wijze, hetzij elektronisch, mechanisch, door fotokopieën, opnamen, of enig andere manier, zonder voorafgaande schriftelijke toestemming van de uitgever.

Voorzover het maken van kopieën uit deze uitgave is toegestaan op grond van artikel 16b Auteurswet 1912 j° het Besluit van 20 juni 1974, Stb. 351, zoals gewijzigd bij Besluit van 23 augustus 1985, Stb. 471 en artikel 17 Auteurswet 1912, dient men de daarvoor wettelijk verschuldigde vergoedingen te voldoen aan de Stichting Reprorecht (Postbus 3060, 2130 KB Hoofddorp). Voor het overnemen van (een) gedeelte(n) uit deze uitgave in bloemlezingen, readers en andere compilatiewerken (artikel 16 Auteurswet 1912) dient men zich tot de uitgever te wenden.

Samensteller(s) en uitgever zijn zich volledig bewust van hun taak een zo betrouwbaar mogelijke uitgave te verzorgen. Niettemin kunnen zij geen aansprakelijkheid aanvaarden voor onjuistheden die eventueel in deze uitgave voorkomen.

ISBN 90 313 4465 6
NUR 893

Ontwerp binnenwerk: Boekhorst Design BV, Culemborg
Ontwerp omslag: Boekhorst Design BV, Culemborg

Bohn Stafleu van Loghum
Het Spoor 2
Postbus 246
3990 GA Houten

Voor België:
Standaard Uitgeverij
Belgiëlei 147a
2018 Antwerpen

www.bsl.nl
www.standaarduitgeverij.be

Inhoud

Voorwoord, *M. Former*   7

Diabetes mellitus bij Hindostanen, *J.J.C. Nieuwelink*   9

Diabetes mellitus bij Turken, *M.J.A. Traa*   32

Diabetes mellitus bij Marokkanen, *F.S. Malki, L.A. Waterval*   52

Voorwoord

Diabetes bij Turkse, Marokkaanse en Hindostaanse bevolkingsgroepen

Hulpverleners krijgen steeds vaker mensen met andere culturele achtergronden op het spreekuur. Dat komt onder meer doordat het aantal patiënten met diabetes mellitus type 2 onder bijvoorbeeld Hindostanen, Marokkanen en Turken stijgt ten opzichte van dat van autochtone Nederlanders. De oorzaak hiervan is nog onbekend, maar erfelijke aanleg, stress, te weinig lichaamsbeweging, het overnemen van (slechte) westerse eetgewoonten en overgewicht zijn risicofactoren die een aanwijsbare rol spelen. Ondanks intensieve dieetbegeleiding worden bij allochtone groepen slechtere bloedglucosewaarden gevonden dan bij autochtone Nederlanders. Zij worden om die reden als 'probleempatiënten' aangemerkt. De dieetbegeleiding moet (en kan) dus beter.

Hoewel de voedingsadviezen bij diabetes aan allochtone Nederlanders in principe niet afwijken van die aan autochtone Nederlanders, verdient de begeleiding van etnische groepen andere aandachtspunten. Voor een goede begeleiding hebben huisartsen en diëtisten kennis nodig van de cultuur, religie en de voedingsgewoonten van deze cliënten. Zo is voeding voor hen niet alleen een kwestie van overleven, het is een essentieel onderdeel van het sociale leven. Er zijn regelmatig feesten waar veel wordt gegeten, als er bezoek komt wordt er uitgebreid gekookt en het afslaan van aangeboden voedsel wordt als zeer onbeleefd ervaren. Hiermee zal de behandelaar in het advies rekening moeten houden. Andere knelpunten die huisartsen en diëtisten bij de dieetbegeleiding van allochtonen kunnen ervaren, zijn het gebrek aan kennis van het eigen lichaam, de taalbarrière en de islamitische vastenmaand ramadan.

Dit boekje geeft achtergrondinformatie over de sociaal-culturele achtergronden en voedingsgewoonten van drie belangrijke etnische groeperingen in Nederland: Hindostanen, Turken en Marokkanen. Het boekje biedt handvatten voor een gedegen dieetadvisering en geeft suggesties voor het werken met hulpmiddelen gericht op deze doelgroepen die de voedingsvoorlichting kunnen verbeteren, zoals brochures, video's en fotoboeken in de eigen taal.

Van diëtisten en huisartsen in wijken met veel allochtone cliënten mag worden verwacht dat zij over voldoende kennis beschikken om mensen uit verschillende bevolkingsgroepen deskundig te begeleiden. Maar ook met voldoende kennis van de cultuur blijft het noodzakelijk om te luisteren naar wat de ander te vertellen heeft. Dit voorkomt dat de behandelaar bevooroordeeld aan de behandeling begint met het idee 'ik weet wel hoe moslims leven'. Immers, elke persoon is uniek en heeft zijn of haar specifieke leefgewoonten. Luisteren naar en respect tonen voor die ander, zijn dan ook de belangrijkste uitgangspunten voor het welslagen van de behandeling. Dit boekje kan daarbij een hulpmiddel zijn.

Majorie Former,
hoofdredacteur *Informatorium voor Voeding en Diëtetiek*

Diabetes mellitus bij Hindostanen
J.J.C. Nieuwelink, diëtist, Thuiszorg, Den Haag

Samenvatting

De laatste jaren zien we een toename van het aantal Hindostanen met diabetes mellitus op het dieetspreekuur. Uit onderzoek blijkt dat diabetes mellitus onder Hindostanen zes tot tien keer vaker voorkomt dan onder de gehele Nederlandse populatie. Mogelijke oorzaken zijn erfelijke factoren en genetische aanleg, verkeerde voedingsgewoonten, gebrek aan lichaamsbeweging en stress. Bij de behandeling van diabetes mellitus spelen deze factoren zeker een rol. Er zijn een aantal specifieke aandachtspunten bij de behandeling van diabetes mellitus type 2 bij Hindostanen. Bij de adviezen moet rekening gehouden worden met de sociaal-culturele achtergrond van Hindostanen en hun voedingsgewoonten. Positief in de Hindostaanse voedingsgewoonten is dat de voeding relatief veel onverzadigd vet bevat. Knelpunten daarentegen zijn een vaak onregelmatig voedingspatroon, warme maaltijden met veel rijst en de grote sociale waarde die eten heeft in de Hindostaanse cultuur. In dit hoofdstuk worden knelpunten in de dieetadvisering besproken en handvatten aangereikt om hierop in te spelen. Tevens worden hulpmiddelen besproken die in de dieetadvisering gebruikt kunnen worden. Hindostanen gaan op een emotionele manier om met het hebben van diabetes mellitus. Er is veel begrip en geduld nodig om gedragsverandering bij Hindostanen te bewerkstelligen en te handhaven. Kennis van de diëtist over Hindostaanse voedingsgewoonten en cultuur is daarbij noodzakelijk.

1 Inleiding

Diabetes mellitus lijkt vaker bij Hindostanen voor te komen dan onder

de autochtone Nederlandse bevolking. Zowel in de praktijk als in wetenschappelijk onderzoek is hiervoor steeds meer bewijs te vinden. De toenemende prevalentie van diabetes mellitus onder Hindostanen heeft een toenemende belangstelling voor Hindostanen in de (para)medische wereld tot gevolg, dus ook in de diëtetiek. Dit leidt tot de vraag of Hindostanen in de dieetadvisering en -begeleiding anders behandeld worden dan autochtone Nederlanders.
Deze vraag valt eigenlijk uiteen in drie subvragen.
1. Op welke manier passen de gegeven voedingsadviezen zo goed mogelijk in de Hindostaanse voedingsgewoonten en cultuur?
2. Zijn de gebruikelijke adviezen van toepassing op Hindostanen met diabetes mellitus of zijn er factoren waardoor aangepaste adviezen nodig zijn?
3. Met welke knelpunten moet er rekening gehouden worden in de dieetadvisering?

In dit hoofdstuk wordt een uiteenzetting gegeven over de prevalentie en mogelijke oorzaken van diabetes mellitus bij Hindostanen en er wordt ingegaan op de culturele en voedingsachtergrond van deze bevolkingsgroep. Het hoofdstuk mondt uit in een bespreking van de dieetadviezen die gegeven worden aan Hindostanen met diabetes mellitus en de praktische uitvoering daarvan met eventuele knelpunten. Dit hoofdstuk is gebaseerd op literatuuronderzoek en op praktijkervaring in de dieetadvisering in Den Haag.

2 Prevalentie diabetes mellitus bij Hindostanen

De laatste jaren zien we een toename van het aantal Hindostanen met diabetes mellitus op het dieetspreekuur. Vooral in de grote steden, waar geconcentreerde groepen Hindostanen wonen, is een sterke stijging te zien. Dit roept de vraag op of diabetes vaker bij Hindostanen voorkomt dan bij andere bevolkingsgroepen in de Nederlandse samenleving. Bij een onderzoek met behulp van vragenlijsten in Den Haag in 1996 (Middelkoop, 2001) gaf een zeer hoog aantal Hindostanen aan diabetes mellitus te hebben: 6% in de leeftijdsgroep van 31 tot 49 jaar, 28% in de leeftijdsgroep van 50 tot 59 jaar en 37% in de leeftijdsgroep van 60 jaar en ouder. Deze getallen zijn zes tot tien keer hoger dan de prevalentie van diabetes mellitus onder de gehele Nederlandse populatie. Ook onder jongere Hindostanen komt diabetes mellitus vaker voor. De gevonden hoge prevalentie van diabetes mellitus bij Hindostanen wordt tevens bevestigd door onderzoeken in andere landen. Het overgrote deel van de Hindostanen heeft diabetes mellitus type 2. Hoewel in dit hoofdstuk daarom wordt uitgegaan van Hindostanen met type 2, zal een groot deel van de informatie en adviezen ook toepasbaar zijn op cliënten met diabetes mellitus type 1.

Er zijn aanwijzingen dat behalve diabetes mellitus ook hart- en vaatziekten vaker bij Hindostanen voorkomen. Mogelijk is dit een gevolg van (slecht gereguleerde) diabetes mellitus.

3 Oorzaken diabetes mellitus bij Hindostanen

3.1 Voeding

In hoeverre voeding een rol speelt bij het ontstaan van diabetes mellitus is nog onbekend. Wel weten we dat diabetes mellitus niet ontstaat door het overmatig gebruik van suiker of zoetigheid. En wat de vetten betreft gebruiken Hindostanen met name onverzadigde vetten voor de bereiding van maaltijden en snacks. In vergelijking met de Nederlandse voedingsgewoonten ziet de voeding van Hindostanen er vaak gezonder uit. Toch blijkt voeding belangrijk. In India werd wel degelijk een relatie gevonden tussen de inname van verzadigd vet en diabetes mellitus. De geconsumeerde hoeveelheden die in India een verhoogd risico lieten zien, zijn in Nederland echter nog onder de maximale aanbevolen hoeveelheid.

Verder is er een relatie gevonden tussen vitamine-D-deficiëntie en de kans op het ontstaan van diabetes mellitus en insulineresistentie. In Den Haag werd een suboptimale vitamine-D-status gevonden onder Hindostanen, hetgeen hiervoor een aanwijzing zou kunnen zijn (Middelkoop, 2001). Mogelijk speelt de voeding dus ook een rol door factoren die nog onbekend zijn.

3.2 Erfelijkheid en genetische aanleg

Het vóórkomen van diabetes mellitus in de familie wordt geassocieerd met een verhoogd risico op het ontstaan van de aandoening. Bij Hindostanen blijkt in de praktijk vaak dat ook familieleden van patiënten met diabetes mellitus bekend zijn met deze aandoening. Dat kunnen ouders, grootouders, broers en zussen zijn, maar soms ook verder weg: ooms, neven enzovoort. Het is daarom aannemelijk dat genetische factoren een rol spelen bij het ontstaan van diabetes mellitus. In de wetenschap vermoedt men dat meerdere genen hierbij een rol spelen. Een specifiek gen dat de kans op diabetes mellitus zou kunnen voorspellen is echter nog niet gevonden.

Niet iedereen is overtuigd van de rol van erfelijkheid bij diabetes mellitus. Verschillende onderzoekers wijzen op de mogelijkheid dat ondergewicht bij de geboorte of intra-uteriene ondervoeding een rol zou kunnen spelen. Deze theorie wordt gebaseerd op het feit dat de foetus zich bij ondervoeding in de baarmoeder zou voorbereiden op schaarste aan voedsel. Vooral als er dan later overvloedig voedsel wordt aangeboden, leidt dit tot een verhoogd voorkomen van hart- en vaatziekten en diabetes mellitus type 2. Uit onderzoek in Amsterdam in 1997/98 bleek ook dat een laag geboortegewicht en premature geboorten relatief vaak voorkomen bij de Surinaamse bevolkingsgroep. Wat dat betreft zijn er aanwijzingen dat de conditie van Hindostaanse zwangere vrouwen niet optimaal is.

Voor beide theorieën is echter nog onvoldoende bewijs. Een feit is wel dat in beide theorieën insulineresistentie een belangrijke rol speelt. En insulineresistentie gaat vaak gepaard met overgewicht, toename van abdominaal vet, hypertensie, diabetes mellitus type 2 en arteriosclerose, ook wel het insulineresistentiesyndroom genoemd.

3.3 Omgevingsfactoren

Waarschijnlijk spelen omgevingsfactoren een rol bij het ontstaan van diabetes mellitus. Vooral als je bedenkt dat de prevalentie van diabetes mellitus bij Hindostanen in de westerse wereld hoger is dan bij in India woonachtige Hindostanen. Dit zou kunnen betekenen dat Hindostanen die in het westen wonen, ook een westerse leefwijze ontwikkelen. En dat betekent meestal verandering van voedingsgewoonten, minder beweging, meer overgewicht en vaak meer stress. Opmerkelijk is ook dat in India diabetes mellitus relatief vaker voorkomt in de (rijke) stad dan op het (arme) platteland. In Nederland zijn het juist de Hindostanen met een lage sociaal-economische status die vaker diabetes mellitus ontwikkelen. Mogelijke factoren die hierin een rol spelen zijn, behalve de reeds genoemde verandering van voedingsgewoonten en verminderde activiteit, ook alcoholgebruik, slechte toegang tot gezondheidszorginstellingen, psychosociale stress en werkloosheid.

3.4 Lichamelijke activiteit

Lichamelijke activiteit is om meerdere redenen belangrijk. Lichaamsbeweging kan helpen om psychische klachten, met name gerelateerd aan depressie, te voorkomen. Door verbetering van het welbevinden en een reductie van stress wordt de kans op diabetes mellitus vermoedelijk verkleind. Bovendien helpt lichaamsbeweging overgewicht te voorkomen en lijkt er ook een verbetering in de insulinegevoeligheid van de cellen te ontstaan. Beide gevolgen leiden weer tot een verminderde kans op diabetes mellitus. Omgekeerd zou geconcludeerd kunnen worden dat te weinig lichaamsbeweging de kans op diabetes mellitus vergroot.

3.5 Stress

Stress werd door Hindostanen genoemd als belangrijke oorzaak van diabetes mellitus. Ook in de literatuur blijkt er reden te zijn om aan te nemen dat stress een grotere kans op het ontstaan van diabetes mellitus geeft. Met name het vóórkomen van belangrijke levensgebeurtenissen, zoals scheiding van de partner, overlijden van een kind, verhuizing of ernstige relatieproblemen, geeft een tot tweeënhalf keer hogere kans op het ontstaan van diabetes mellitus. Vooral als er al een familiaire aanleg is.

Kortom: dé oorzaak voor een hogere prevalentie van diabetes mellitus type 2 bij Hindostanen is nog niet gevonden. Bovenstaande factoren spelen mogelijk een rol. Er is echter nog veel onderzoek nodig om meer duidelijkheid te krijgen over de precieze oorzaken.

4 Herkomst en religie van Hindostanen in Nederland

4.1 Herkomst

Hindostanen komen oorspronkelijk uit India, waar ook het begrip 'Hindostanen' vandaan komt. Dat woord duidt mensen aan die uit een landstreek in India, genaamd Hindoestaan, komen. Van de Hindostanen hangt tachtig procent het hindoeïsme aan, waarom ze ook wel hindoestaan worden genoemd. Het begrip 'hindoestaan' heeft dus te maken met de religieuze achtergrond.
In 1873 kwamen de eerste Hindostanen uit India om in Suriname als

contractarbeider aan het werk te gaan, met name op plantages. Na het onafhankelijk worden van Suriname in 1975 kwamen veel Hindostanen naar Nederland, uit angst en onzekerheid over de toekomst van een onafhankelijk Suriname. Aanvankelijk leek het verblijf van Hindostanen in Nederland tijdelijk, maar vanwege de slechte economische situatie in Suriname bleven velen in Nederland. De meeste Hindostanen hebben zich gevestigd in de grote steden. Terugkeer naar Suriname is meestal slechts voor vakantie, maar definitief terugkeren blijft voor velen een wensdroom.

Hindostanen spreken het Sarnami. Verder spreken de meesten ook Nederlands. Aan de naam is vaak een Hindostaanse achtergrond en de vermoedelijke religie te herkennen. Typische Hindostaanse namen eindigen op -ai, -oe of -singh. Bij hindoes komt vaak het woord 'ram' of 'singh' in de naam voor, terwijl typisch islamitische vaak Mohammed, Abdoel of Ali zijn.

4.2 Religie

Van de Hindostanen is ongeveer tachtig procent hindoe, vijftien procent moslim en vijf procent christen. Sommige Hindostanen houden zich zowel aan hindoestaanse als aan islamitische leefregels. De religie brengt consequenties met zich voor het dagelijks leven, waaronder richtlijnen voor de voeding.

4.2.1 Hindoeïsme

Het hindoeïsme is meer een levensbeschouwing dan een religie en is voortdurend in ontwikkeling. Hindoes geloven in een allesomvattend kosmisch geheel, de Brahma, waaruit alles ontstaat en waar ook alles weer in opgaat. Hindoes streven hun hele leven naar verbetering om uiteindelijk tot zelfrealisatie te komen. Hindoes geloven ook in reïncarnatie. De situatie waarin je geboren wordt, wordt bepaald door de goede en slechte dingen die je in een vorig leven gedaan hebt. De hindoe heeft in zijn leven een drietal plichten te verrichten:
– het brengen van dankoffers voor al het goede wat de natuur ons geeft;
– dankbaarheid jegens familie en bijdragen aan de maatschappij;
– streven naar uitbreiding van kennis, wijsheid en schoonheid.

Het hindoeïsme kent verschillende stromingen en de leefregels worden ook meer of minder strikt toegepast. In dit geloof zijn de rituelen en tradities belangrijk. Hindoes bezoeken regelmatig de mandir (kerk). Op deze dagen wordt vaak vegetarisch gegeten en gevast tot na de dienst. Bij gebedsdiensten is het nuttigen van persad (een combinatie van diverse zoete gerechtjes) verplicht. Dit gebeurt ook wanneer de pandit (geestelijke) thuis komt in verband met ziekte, overlijden of bepaalde religieuze gebeurtenissen. Het hindoeïsme kent een groot aantal feestdagen, zoals Holi Phagwa (nieuwjaarsfeest) en het Divalifeest (lichtjesfeest) waarbij voedsel een belangrijke rol speelt.

De belangrijkste invloeden van het hindoeïsme op de voedingsgewoonten zijn de volgende.

- Vegetarisme: vooral veel oudere hindoes eten vegetarisch omdat alles wat leeft als heilig wordt beschouwd. Melk- en melkproducten, kaas en eieren worden vaak wel gebruikt. Ook bij religieuze feesten wordt in de regel vegetarisch gegeten.
- Vermijden van rund- en kalfsvlees: de koe wordt beschouwd als een heilig dier en wordt daarom niet geslacht of genuttigd.
- Vasten: hindoes vasten geregeld voor religieuze bijeenkomsten en bij overlijdensgevallen. Vasten kan variëren van onthouding van vlees, vis en gevogelte tot algehele onthouding van voedsel en drank.
- Reinheid: voedsel dat in aanraking geweest is met rund- of kalfsvlees of met de mond, is onrein. Voorwerpen die gebruikt zijn door een ander moeten afgewassen worden voordat ze door een ander gebruikt mogen worden. Soms mogen menstruerende vrouwen uit het oogpunt van reinheid ook geen (religieus) eten bereiden.

4.2.2 Islam

Het woord 'islam' betekent overgave aan en vrede met Allah (God), kortom: het aanvaarden van de door Allah gestelde regels. De islam kent vijf basisregels die iedere moslim (aanhanger van de Islam) moet uitvoeren.
1. De geloofsbelijdenis uitspreken: 'Er is maar een God (Allah) en Mohammed is zijn profeet.'
2. Bidden: iedere moslim dient vijf keer per dag op vaste tijden te bidden met het gezicht naar Mekka.
3. Armenzorg: iedere moslim is verplicht een deel van zijn inkomsten af te staan aan de armen.
4. Vasten: de negende maand van het islamitische jaar is de vastenmaand: de Ramadan. Moslims onthouden zich onder andere van

voedsel en drank zo lang de zon op is.
5. Bedevaart naar Mekka: als een moslim daartoe in staat is, moet hij één keer in zijn leven een bedevaartstocht naar Mekka (een heilige plaats) maken.

Ook bij moslims zien we verschillen in uitvoering van de voorschriften. Een aantal voorschriften beïnvloeden de voedingsgewoonten. Tijdens de Ramadan wordt er niet gegeten of gedronken van zonsopgang tot zonsondergang. 's Avonds, na zonsondergang daarentegen worden er speciale gerechten klaargemaakt en veel zoete gerechten zoals baklava gegeten. Zieken, zwangere en menstruerende vrouwen en kinderen zijn niet verplicht te vasten. Zij kunnen het later inhalen of compenseren door extra geld aan de armen te geven. Tijdens de Ramadan worden vaak ook geen of weinig medicijnen ingenomen.

Het is verboden om varkensvlees of bloed en vlees van omgekomen dieren te nuttigen. Dit is onrein. Toegestaan vlees moet ritueel geslacht zijn. Ook producten afkomstig van varkens, zoals varkensvet en gelatine, zijn verboden. Paard en ezel worden alleen in noodgevallen gegeten. Alcohol, met name wijn, is niet toegestaan.

Het wordt aanbevolen om voedsel met anderen te delen. Als men bezoek ontvangt wordt er meestal ook voedsel geserveerd. Bij feestdagen en bijzondere gebeurtenissen speelt voedsel een belangrijke rol. Er wordt uitgebreid gegeten en meer dan anders gebruikgemaakt van zoetigheid.

4.2.3 Christendom

Christenen geloven in God als schepper en onderhouder van de aarde, in Jezus als zoon van God en verlosser van de wereld en in de Heilige Geest als leider. Behalve de liefde voor de drie-enige God is de liefde voor de naaste van groot belang. Deze naastenliefde betekent dat christenen hun leven delen met anderen en in matigheid proberen te leven. Het christendom kent geen specifieke regels die de voedingsgewoonten beïnvloeden. Alleen het nuttigen van bloed wordt in de bijbel verboden. Als er gevast wordt is dat vaak een tijdelijke onthouding van luxe, zoals vlees en zoetigheid, om bewuster met alle zegeningen in het leven om te gaan. Wel zijn er tradities, zoals het eten van bepaalde gerechten tijdens Kerstmis, Pasen en andere christelijke feestdagen.

5 Sociaal-culturele achtergrond van Hindostanen in Nederland

5.1 Leefgewoonten

Er is niet zoiets als een standaard Hindostaans gezin. Wel zijn Hindostanen sterk op de familie gericht. Het is daarom niet ongebruikelijk dat oudere Hindostanen inwonen bij hun kinderen. De opvoeding wordt sterk beïnvloed door traditionele gezagsverhoudingen. De man is het hoofd van het gezin, die beslissingen neemt en de familiebanden onderhoudt. De huishouding is traditioneel een vrouwentaak. Door migratie naar Nederland is de vaste taakverdeling echter verschoven. Als gevolg van werkloosheid van de man kunnen er spanningen ontstaan. Verder neemt het aantal alleenstaanden toe. Ook financiële zorgen of problemen met het vinden van geschikte woonruimte zijn onder Hindostanen in grote steden niet ongebruikelijk. De jongere generatie past zich over het algemeen makkelijker aan.

5.2 Taal

Niet alle Hindostanen spreken goed Nederlands, waardoor een taalbarrière ontstaat. Vooral oudere Hindostanen beheersen het Nederlands onvoldoende. Ook is er een grote groep Hindostanen die wel Nederlands spreekt, maar niet kan lezen of schrijven.

Sommige Nederlandse woorden hebben voor Hindostanen een andere betekenis: een avocado wordt door Hindostanen advocaat genoemd. Ook gebruiken Hindostanen Hindostaans-Surinaamse woorden, zoals stroop (= siroop), dahl (= peulvruchten), toespijs (= beleg) enzovoort.
Soms is het noodzakelijk om te communiceren via een tolk, hetzij een familielid hetzij een professionele tolk. De laatste heeft de voorkeur voor een objectieve vertaling. Tevens kan gebruik worden gemaakt van hulpmiddelen zoals het foto-anamneseboek.

Indien mogelijk is het aan te raden om een voorlichter eigen taal en cultuur (VETC) bij de begeleiding te betrekken. Dit zijn mensen uit eigen land en cultuur die zich specialiseren in een bepaald gebied. Een VETC kent de gebruiken en gewoonten van de patiënt. Bovendien kan de voorlichting in de eigen taal plaatsvinden.

5.3 Lichaamsbeweging

Lichaamsbeweging is voor veel Hindostanen niet vanzelfsprekend. Lopen is in Suriname een belangrijke vorm van lichaamsbeweging, maar wordt in Nederland veel minder gedaan in verband met het koudere klimaat. Fietsen hebben veel Hindostanen nooit geleerd. Meer cultuureigen sporten, zoals t'ai-chi, daarentegen worden in Nederland weinig beoefend of zijn praktisch of financieel niet haalbaar. Verdere barrières voor het beoefenen van sport of beweging zijn gebrek aan transportmogelijkheden, gebrek aan ruimte en lichamelijke beperkingen. Vooral oudere Hindostanen hebben weinig lichaamsbeweging.

5.4 Stress

Onder Hindostanen komen veel sociale en psychologische spanningen voor. Stress wordt door Hindostanen als onvermijdelijk gezien; als onderdeel van het leven. Veel Hindostanen hebben zorgen over ziekten of leefomstandigheden. Hindostanen maken zich over het algemeen sneller druk over zaken die niet (helemaal) naar wens verlopen. Bovendien zijn relaties met familieleden veel intenser dan bij autochtone Nederlanders en andermans zorgen worden gedeeld. De afstand tot de achtergebleven familieleden in Suriname maakt de situatie vaak moeilijker te accepteren.

5.5 Ziektebeleving

Hindostanen die in Suriname zijn opgegroeid, hebben vaak weinig kennis van het menselijk lichaam door beperkte scholing. Een grote groep Hindostanen heeft alleen een lagere schoolopleiding. Inzicht in het ziektebeeld wordt daardoor bemoeilijkt. Ziekte kan gezien worden als een aan de religie gerelateerde 'straf voor de zonde' (eventueel begaan in een eerder leven bij hindoes). Wanneer de diagnose wordt vastgesteld, kan dat grote emoties oproepen. Vooral wanneer de cliënt bij familie of kennissen de gevolgen van diabetes mellitus heeft gezien, zoals blind worden of een amputatie. Sommige Hindostanen menen na het vaststellen van de diagnose zelfs op korte termijn te zullen overlijden. In sommige gevallen kan dit tot een depressie leiden en is psychische begeleiding noodzakelijk.

Veel Hindostanen kunnen niet goed over hun ziekte praten met familieleden. Dit kan te maken hebben met angst voor complicaties, maar is tevens cultureel bepaald. Angst kan ook leiden tot het ontkennen of bagatelliseren van de ziekte. Hierdoor kunnen cliënten zich (tijdelijk) afsluiten voor de nodige informatie en adviezen. Soms geeft men voorkeur aan het gebruik van traditionele ('eigen') medicatie boven de reguliere behandeling.

5.6 Therapietrouw

Hindostanen gaan verschillend om met het dieet, de leefregels en de medicatie wanneer de diagnose diabetes mellitus is vastgesteld. Een kleine groep neemt uit angst voor complicaties de voorschriften serieus en gaat gezonder leven, gezonder eten en meer bewegen. Soms valt de therapietrouw bij Hindostanen echter tegen. Sommige Hindostanen menen dat de voorschriften tijdelijk zijn en de diabetes mellitus vanzelf overgaat. Veel Hindostanen ervaren ook een grote sociale druk waardoor het handhaven van de dieetvoorschriften bemoeilijkt wordt. Culturele barrières spelen in de therapietrouw een belangrijke rol omdat sommige gewoonten, zoals onregelmatig eten, sterk ingebed zijn in de cultuur.

Als er medicijnen voorgeschreven worden, worden die vaak als belangrijker gezien dan het dieet. Toch vinden veel Hindostanen het innemen (drinken, zoals ze het zelf noemen) van medicijnen niet prettig en zij neigen ertoe ze te vergeten of met opzet over te slaan om te kijken of het ook zonder kan. Er leeft vaak angst dat medicatie de nieren zou beschadigen. Vooral het gebruik van insuline roept weerstand op, omdat het spuiten van insuline gerelateerd wordt aan ernstige complicaties. Met name tijdens vakanties, wanneer men zich goed voelt, worden medicijnen niet of minder vaak ingenomen. Medicijnen worden ook wel overgeslagen bij gebruik van alcohol, omdat men weet dat de alcohol het bloedglucosegehalte verlaagt. Ter compensatie worden medicijnen dan soms niet ingenomen.

5.7 Overige bijzonderheden

Omdat familieverbanden belangrijk zijn voor Hindostanen, kan het goed zijn de cliënt te stimuleren een familielid mee te nemen naar het spreekuur. Wanneer een familielid meeluistert tijdens het spreekuur kan het praten over diabetes mellitus type 2 thuis worden gestimuleerd. Bovendien kan het familielid helpen om de moeilijke dieetregels op te volgen. Tegelijkertijd wordt zo wellicht ook de familie gestimuleerd de voedings- en leefgewoonten te verbeteren ter preventie van diabetes mellitus.

6 Behandeling van diabetes mellitus bij Hindostanen

De behandeling van diabetes mellitus bij Hindostanen wijkt niet af van de reguliere behandeling. Meestal wordt er gekozen voor een combinatie van medicatie, dieet en leefregels. De accenten in de behandeling kunnen echter anders liggen omdat er bij Hindostanen vaak ook andere knelpunten in de behandeling zijn dan bij autochtone Nederlanders.

6.1 Aandachtspunten in de behandeling

Steeds vaker worden Hindostanen door de huisarts of specialist doorverwezen naar een diëtist voor een dieetadvies en eventuele begeleiding bij het afvallen. Omdat diabetes mellitus type 2 al bij jonge Hindostanen voorkomt, wordt er vaak gestart met een dieet om pas bij onvoldoende resultaat medicatie voor te schrijven. De diëtist wordt door cliënten vaak gelijkgesteld met een arts. Hindostanen verwachten meer dan autochtone Nederlanders dat de diëtist vertelt wat ze wel en niet mogen eten. Hoewel de moderne diëtist ervan uitgaat dat de cliënt zelf uiteindelijk de beslissingen moet nemen, willen Hindostanen graag precies horen wat en hoeveel ze mogen eten.

Het opbouwen van een vertrouwensrelatie met Hindostanen kost doorgaans veel tijd. Een diëtist zal veel geduld en begrip moeten hebben om Hindostanen te kunnen begeleiden, zodat ook gedragsverandering uiteindelijk gerealiseerd kan worden. Hindostanen zullen uit beleefdheid minder snel laten merken moeite te hebben met het dieet en vinden het onbeleefd om nee te zeggen. Een diëtist zal daar alert op moeten zijn, door moeten vragen en vooral veel geduld moeten hebben. Gedragsverandering kost veel tijd omdat bepaalde gedragingen zoals onregelmatig eten en weinig bewegen sterk verweven zijn met de cultuur.

6.2 Behandelingsduur

Volgens het diabetesprotocol neemt de dieetbegeleiding bij diabetes mellitus type 2 vier tot acht consulten in beslag, verspreid over vijf tot twaalf maanden. Bij Hindostanen moet rekening gehouden worden met een langere duur van begeleiding. Hierbij spelen zowel emotionele (o.a. acceptatie) als praktische factoren (bijv. taalproblemen) een rol.

Een jaarlijkse controle is wenselijk om de cliënt over langere termijn te kunnen begeleiden. Na een jaar is de kennis van het dieet vaak wat weggezakt en is opfrissing noodzakelijk.

7 Dieetadvisering

7.1 Rol voeding

Voeding is een onderdeel van de behandeling waaraan de patiënt zelf kan werken. Maar de patiënt ervaart het dieet ook vaak als het moeilijkste onderdeel van de behandeling. Eten is voor Hindostanen een belangrijk aspect van het dagelijks leven en van sociale verbanden. Elke dag wordt er uitgebreid gekookt. Behalve voor het gezin wordt er vaak extra gekookt voor eventuele bezoekers. Als er bezoek is, worden er vaak allerlei gerechtjes geserveerd en afslaan is dan moeilijk. Ook bij feesten is een uitgebreide maaltijd vaak onderdeel van de festiviteiten.

Hindostanen kennen echter ook vastenperiodes. Sommige Hindostanen vasten standaard een dag in de week. Anderen alleen bij religieuze gebeurtenissen. Het is door deze gewoonten moeilijk om het dieet vol te houden. Goede uitleg van het belang van het dieet is belangrijk om de cliënt te blijven motiveren. Bij sommige cliënten kan het correct volgen van een dieet en/of afvallen het gebruik van medicatie voorkomen of verminderen.

7.2 Voedingsgewoonten van Hindostanen

7.2.1 Maaltijdpatroon

Hindostanen kennen geen vaste eettijden, maar eten wanneer ze trek hebben. Er is daarom ook geen vast maaltijdenpatroon en veel Hindostanen eten onregelmatig. In Nederland hebben veel werkende Hindostanen zich aangepast aan het Nederlandse patroon van twee broodmaaltijden en een warme maaltijd per dag. Oudere Hindostanen daarentegen gebruiken vaak nog twee warme maaltijden per dag.

7.2.2 Ontbijt

Veel Hindostanen slaan het ontbijt over. Als ze wel ontbijten, gebruiken ze hoofdzakelijk witbrood, Surinaams puntbrood of Turks brood. Het brood wordt besmeerd met roomboter of plantaardige margarine en/of belegd met kaas, pindakaas, sardines, ei, jam of soms vleeswaren. Ook vlees- en groenterestjes van de vorige dag worden wel bij het ontbijt gegeten. Vooral in het weekend wordt voor uitgebreider beleg gekozen. In plaats van brood wordt ook wel (havermout)pap gegeten.

Bij het ontbijt wordt vaak thee (met melk), koffie (met melk en/of suiker) of chocolademelk gedronken.

7.2.3 Lunch

Ook bij de lunch wordt vaak brood gegeten met diverse belegsoorten, net als bij het ontbijt. Soms wordt er warm gegeten, zoals rijst of roti, of worden er snacks bij de lunch gebruikt.

Behalve warme dranken kunnen bij de lunch frisdranken, stroop (limonadesiroop) en vruchtensappen gedronken worden.

7.2.4 Warme maaltijd

De warme maaltijd is het hoogtepunt van de dag. Sommige Hindostanen eten twee keer per dag warm. Bovendien wordt er altijd voldoende gekookt voor eventuele, onverwachte bezoekers. Voor- en nagerechten zijn bij Hindostanen niet gebruikelijk.

De belangrijkste component van de warme maaltijd is rijst. Hiervan wordt een relatief grote portie gegeten. Meestal wordt witte rijst gebruikt, soms echter ook zilvervliesrijst. De rijst kan vervangen worden door roti, bami, macaroni of spaghetti, aardappelen of cassave.

Bij de rijst wordt een kleine hoeveelheid groente gegeten. Men gebruikt zowel Surinaamse (paksoi, amsoi, sopropo, bita wiri, enz.) als Nederlandse groenten, vaak ook een combinatie van verschillende soorten. Ook aardappel wordt als groente beschouwd. Groenten worden vaak klaargemaakt met olie, gefruite ui en knoflook, bouillonblokjes en kruiden. Vooral massala (Hindostaanse kerrie) is favoriet. Soms wordt er aan de groenten gedroogde vis (bakkeljauw), garnalen of ei toegevoegd.

Als vlees wordt vooral veel kip gegeten. Ook lamsvlees, schapenvlees en eend worden gebruikt. Varkensvlees en rundvlees worden minder gegeten, afhankelijk van de religie. Behalve vlees wordt er door Hindostanen ook veel vis gegeten. Vegetariërs gebruiken sojabrokjes, tahoe en tempé.

Bij Hindostaanse maaltijden wordt vaak dahl geserveerd, gemaakt van gele erwten (urdi) of andere peulvruchten. Andere bijgerechten zijn gebakken banaan, chutneys en sambal.

7.2.5 Tussendoortjes

Het gebruik van tussendoortjes is bij Hindostanen minder populair dan de maaltijden. Koekjes, biscuitjes en snacks worden wel gegeten, maar vooral bij feesten en visites. Ook in het weekend worden wel snacks klaargemaakt. Wat regelmatig voorkomt is dat er tussendoor een restje van de warme maaltijd wordt genuttigd.

7.2.6 Dranken

Koffie en thee worden vaak met melk en/of suiker gedronken. Melkproducten worden overigens weinig gebruikt. Soms drinkt men een glas warme melk voor het slapen gaan. Frisdranken en vruchtensappen worden regelmatig gebruikt. Ook limonadesiropen en Surinaamse frisdranken (Fernandez) worden regelmatig gedronken. De consumptie van alcohol is wisselend. Op feesten wordt vaak wel alcohol geschonken. Hoewel moslims geen alcohol mogen gebruiken, is het niet uitgesloten dat dit gebeurt.

7.3 Doel van het dieet

De doelen van het dieet bij diabetes mellitus zijn volgens het protocol:
- normaliseren van de bloedglucosewaarden;
- normaliseren van serumlipidenwaarden;
- preventie of uitstel van aan diabetes gerelateerde complicaties;
- behoud of normaliseren van het lichaamsgewicht;
- bevorderen van het algemeen welbevinden.

Deze doelen zijn hetzelfde voor Hindostanen met diabetes mellitus type 2. Het is wenselijk om extra nadruk te leggen op preventie of uitstel van complicaties, omdat veel Hindostanen diabetes ontwikkelen op jongere leeftijd en daardoor een grotere kans hebben op complicaties.

7.4 Kenmerken van het dieet bij diabetes mellitus voor Hindostanen

7.4.1 Energie

Het advies van een adequate energieopname en bij overgewicht een energiebeperking, wijkt niet af van het reguliere advies. In de praktijk blijken veel Hindostanen met diabetes mellitus ook overgewicht te hebben, zodat een energiebeperking vaker wordt voorgeschreven.

Een energiebeperking in de voeding kan al gerealiseerd worden door het beperken van (verzadigd) vet en het verminderen van de hoeveelheid rijst bij de warme maaltijd. Tevens stoppen veel Hindostanen uit zichzelf met het gebruik van suiker en zoetigheid. Vooral wanneer men gewend was suiker in koffie en thee te gebruiken, betekent dit een flinke energiebeperking. Het gebruik van zoetjes is een mogelijkheid omdat Hindostanen wel van zoete thee en koffie houden.

7.4.2 Vetten

Verzadigd en transonverzadigd vet moet bij voorkeur beperkt worden tot maximaal tien energieprocent volgens het reguliere advies. Dit geldt ook voor Hindostanen. Mogelijk hebben Hindostanen ook een grotere kans dan autochtone Nederlanders op het ontwikkelen van hart- en vaatziekten. Het is echter nog niet bewezen dat een verdere beperking van verzadigd en transonverzadigd vet zinvol is. Hoewel Hindostanen relatief veel onverzadigd vet gebruiken door een ruim gebruik van olie in de warme maaltijd, pindakaas en vis, is beperking van verzadigde vetten soms toch nodig. Hindostanen gebruiken meestal vollemelkproducten en soms ook veel kaas. Een overstap naar halfvolle en magere producten is dan wenselijk, eventueel beperkt tot de aanbevolen hoeveelheid. Om de hoeveelheid onverzadigde vetten te vergroten wordt de cliënt geadviseerd een dieethalvarine of -margarine op brood te gaan gebruiken. Dit kan in een aantal gevallen tevens vitamine-D-deficiëntie voorkomen, omdat veel Hindostanen niet gewend zijn iets op het brood smeren. Verder wordt geadviseerd om een à twee keer per week vis te eten. Veel Hindostanen zijn gewend om regelmatig vis te eten. Het is goed om te vertellen dat ook vette vissoorten, zoals makreel, sardines, zalm en haring, zijn toegestaan afhankelijk van eventuele gewenste gewichtsreductie.

7.4.3 Koolhydraten

Belangrijk is een doelmatige koolhydraatverdeling afhankelijk van de gebruikte medicatie, koolhydraatinname, lichamelijke inspanning en stress. Hoewel het advies niet afwijkt van het reguliere advies, zal de praktische uitwerking wel verschillen. Om uit te leggen wat regelmatig eten inhoudt, kan men uitgaan van drie maaltijden per dag en eventueel gebruik van tussendoortjes (afhankelijk van de instelling) of aangeven dat er om de circa drie uur wat genuttigd moet worden. Beginnen met ontbijten is vaak de eerste stap naar een regelmatig voedingspatroon. Verder is het belangrijk om duidelijk te maken hoe groot de portie rijst bij de warme maaltijd mag zijn. Sommige Hindostanen menen dat zilvervliesrijst en parboiled rijst geen koolhydraten bevatten en dus onbeperkt gebruikt kunnen worden. Ook bestaat de misvatting dat wanneer rijst na het koken gewassen wordt en vervolgens gestoomd, de suikers uit de rijst verdwijnen.

7.4.4　Eiwit

Volgens het protocol kan een normale hoeveelheid eiwit gebruikt worden tenzij er een beperking nodig is. Dit kan zijn in het geval van microalbuminurie waarbij een eiwitbeperking tot minder dan 0,8 g E per kilogram ideaal gewicht geadviseerd wordt. Dit geldt ook voor Hindostanen.

7.4.5　Voedingsvezel

Conform het protocol is de aanbeveling voor voedingsvezel: circa 3 g per megaJoule, bij voorkeur oplosbare vezels. Hindostanen gebruiken overwegend wit brood, witte rijst en weinig groente waardoor een adequate inname van voedingsvezel in gevaar komt. Omdat voedingsvezel de opname van koolhydraten kan vertragen en tevens drager is van micronutriënten, zal een vezelverrijking geadviseerd moeten worden. Overstappen naar bruin brood geeft vaak de minste weerstand. Vergroten van de hoeveelheid groente bij de warme maaltijd en gebruik van zilvervliesrijst (andere smaak) is moeizamer.

7.4.6　Alcohol

Alcohol dient beperkt te worden tot een matig gebruik, maximaal twee à drie alcoholische consumpties per dag en bij voorkeur geen dagelijkse consumptie. Dit advies wijkt niet af van het reguliere advies. Alcoholgebruik is sterk wisselend onder Hindostanen. Veel Hindostanen gebruiken alcohol alleen op feesten, maar ook overmatig alcoholgebruik komt voor. Het is belangrijk om uit te leggen dat alcohol de bloedsuikerspiegel verlaagt en zeker in combinatie met medicijnen zeer matig gebruikt dient te worden, bij voorkeur bij de maaltijd.

7.4.7 Zout

Geadviseerd wordt om zout met mate te gebruiken. Bij Hindostanen behoeft dit advies een praktische toelichting omdat veel Hindostanen bij de warme maaltijd rijkelijk gebruikmaken van zout, smaakmakers zoals bouillonblokjes, ketjap en trassi (garnalenpasta) en gezouten vlees en vis. Afhankelijk van de verdere gezondheid van de cliënt zal een daadwerkelijke zoutbeperking soms noodzakelijk zijn, zoals bij een verhoogde bloeddruk, nierinsufficiëntie of microalbuminurie.

7.4.8 Antioxidanten

In het protocol wordt ook aandacht besteed aan antioxidanten. Het advies is om nadruk te leggen op dagelijks gebruik van 200 gram groente en twee stuks fruit. Dit advies wijkt niet af van het reguliere advies, maar de naleving zal Hindostanen meer moeite kosten. Veel Hindostanen eten weinig fruit omdat het hier niet zo lekker is als in Suriname. Tevens leeft de angst dat fruit te veel suiker zou bevatten en dus niet is toegestaan. Veel Hindostanen eten daarom ten onrechte alleen (zure) appels.

7.5 Bijzondere gebeurtenissen

7.5.1 Vasten

Mensen met diabetes mellitus wordt afgeraden om langdurig niet te eten en te drinken, omdat de bloedglucosewaarden hierdoor sterk beïnvloed worden en de kans op een hypoglykemie groot is. In de islam is het voor zieken niet verplicht om te vasten. Zij kunnen niet-vasten compenseren door extra geld aan de armen te geven. In de praktijk blijkt dat veel moslims toch met de vastenmaand mee willen doen. Belangrijk is dan om in overleg met de huisarts of diabetesverpleegkundige de medicijnen eventueel aan te passen. Wat betreft de voeding wordt de cliënt geadviseerd om veel zoete gerechten te vermijden en om kleine maaltijden te spreiden over de tijd dat eten is toegestaan. 's Winters is het mogelijk om 's avonds in ieder geval twee kleine maaltijden te gebruiken en 's morgens een ontbijt.

Hindoes vasten vaak minder langdurig, maar voor hen geldt hetzelfde advies.

7.5.2 Feesten

Bij feesten en bijzondere gebeurtenissen wordt er uitgebreid gegeten. Meestal wordt er een uitgebreide maaltijd en snacks geserveerd. Tevens wordt er ruim gebruikgemaakt van alcohol, frisdranken en vruchtensappen. Het belangrijkste advies voor feesten is om in ieder geval matig te eten en bij voorkeur light frisdranken of water te drinken. Bij overgewicht zullen tevens de gebakken snacks vermeden moeten worden.
Ook bij religieuze ceremonies kunnen (zoete) gerechten gegeten worden. Ook hier geldt het advies om matig te eten.

8 Educatie

8.1 Diabetes Educatiepunt

Om de begeleiding van patiënten met diabetes mellitus type 2 te intensiveren is men in Den Haag gestart met het Diabetes Educatiepunt (DEP). Dat is een gezamenlijk spreekuur van een diabetesverpleegkundige en een diëtist. De diabetesverpleegkundige gaat in op vragen van patiënten en geeft voorlichting over diabetes mellitus, hypo- en hyperglykemieën, tabletten en insulinegebruik, voetverzorging en alle andere factoren die een rol spelen bij de regulatie van diabetes mellitus. Ook kan de diabetesverpleegkundige de patiënt leren om zelfcontrole uit te voeren door de eigen bloedglucosewaarden te prikken. De diëtist stelt in overleg met de cliënt een dieetadvies samen en begeleidt de patiënt bij het inpassen van het dieet in het dagelijks leven.

In Den Haag is het Diabetes Educatiepunt gelokaliseerd bij Thuiszorg Den Haag. Tevens zijn er, met name in achterstandswijken in Den Haag, praktijkverpleegkundigen werkzaam in artsenpraktijken, die een vergelijkbare begeleiding bieden, in combinatie met dieetbegeleiding door de diëtist van Thuiszorg Den Haag. Deze multidisciplinaire behandeling blijkt bij Hindostanen zeer zinvol te zijn. Zowel de diabetesverpleegkundige als de diëtist kunnen zich meer specialiseren op de knelpunten van de doelgroep en zich richten op hun deel van de behandeling. Bovendien kunnen cliënten op het Diabetes Educatiepunt met al hun vragen terecht.

8.2 Diabetes Informatiepunt

Een nieuwe ontwikkeling is het opstarten van Diabetes Informatiepunten. De Diabetes Vereniging Nederland leidt Hindostanen op tot Diabetes Informatiepunt ('Dipper'). Deze Dippers kunnen benaderd worden voor vragen over diabetes mellitus door land- en cultuurgenoten. Dippers kunnen zo een schakelrol vervullen die de culturele barrières in de behandeling van diabetes mellitus bij Hindostanen kunnen verkleinen.

8.3 Groepsvoorlichting en cursussen

Ook groepsvoorlichting en cursussen kunnen onderdeel zijn van de diabeteseducatie aan Hindostanen. Het reguliere aanbod sluit echter vaak niet goed aan op de Hindostaanse voedings- en leefgewoonten.
Bovendien is het vaak moeilijk om Hindostanen in groepsverband bij elkaar te krijgen voor een cursus of voorlichtingsbijeenkomst. Om deze vorm van educatie te kunnen toepassen zal een diëtist of gezondheidsvoorlichter naar de Hindostanen toe moeten gaan, bijvoorbeeld in verenigingsverband of in een wooneenheid. Tevens moet rekening gehouden worden met taalbarrières en toepassing van de boodschap op de Hindostaanse voedingsgewoonten.

9 Hulpmiddelen ter ondersteuning van de voedingsvoorlichting

Bij de advisering is het goed om hulpmiddelen te gebruiken die de uitleg ondersteunen. Bij het afnemen van de voedingsanamnese en het geven van adviezen kan gebruik worden gemaakt van het Hindostaanse foto-anamneseboek. Hierin staan foto's van de meest gebruikte voedingsmiddelen en maaltijden. Verder geeft het boek mogelijkheden om gewenste hoeveelheden uit te leggen. Bij het foto-anamneseboek horen stickervellen met dezelfde foto's die gebruikt kunnen worden voor het verduidelijken van dieetlijsten. Verder zijn er een video en een audiocassette die in het Sarnami (Hindostaanse taal) uitleg geven over diabetes mellitus en het belang van dieet, medicijnen en overige leefregels. Deze materialen kunnen vooral nuttig zijn wanneer de cliënt de Nederlandse taal niet goed beheerst. Maar ook voor Nederlandstaligen is het goed om de uitleg nogmaals te krijgen in woord en beeld.
Om de informatie thuis te kunnen nalezen zijn er twee brochures voor

Hindostanen met diabetes mellitus. Deze brochures houden rekening met de Hindostaanse voedingsgewoonten en de knelpunten waar Hindostanen tegenaan lopen. De brochures zijn in het Nederlands. Deel 1 geeft een algemene uitleg over het dieet. Deel 2 geeft een specificatie van de hoeveelheid koolhydraten in Hindostaanse voedingsmiddelen en gerechten. In de praktijk wordt deel 2 pas meegegeven wanneer de cliënt vragen heeft over koolhydraten of als er noodzaak is om te rekenen met koolhydraten.

Behalve voor cliënten is er ook ondersteunend materiaal voor diëtisten (en andere hulpverleners). Er zijn readers met informatie over de sociaalculturele achtergrond en religie van Hindostanen en achtergrondinformatie over de voeding van Hindostanen. Tevens is de Nederlandse vertaling van de audiocassette op schrift beschikbaar en een reader met handvatten ter implementatie van de brochures.

Al deze materialen zijn ontwikkeld door Thuiszorg Den Haag in samenwerking met de GGD Den Haag in het kader van het interventieproject Diabetes mellitus en cardiovasculair risico bij Hindostanen in Den Haag, van 1996 tot 1999. De video is verkrijgbaar via Novo Nordisk, de overige producten via Thuiszorg Den Haag.

10 Conclusie

Diabetes mellitus type 2 lijkt vaker voor te komen bij Hindostanen dan bij autochtone Nederlanders. Hoe dit komt is nog niet geheel duidelijk. Wel zijn er verschillende factoren die zeer waarschijnlijk een rol spelen bij het ontstaan van diabetes mellitus type 2, in het bijzonder bij Hindostanen. Op deze factoren kan ingespeeld worden bij preventieve campagnes en bij de begeleiding van Hindostaanse diabeten. Bij de behandeling speelt het dieet een belangrijke rol. Verder zijn ook een correct medicijngebruik en leefregels zoals beweging, onderdeel van de behandeling.

Om een antwoord te geven op de vraag of Hindostanen in de dieetadvisering en -begeleiding anders behandeld moeten worden dan autochtone Nederlanders, gaan we terug naar de drie subvragen van de probleemstelling. De gegeven voedingsadviezen dienen te passen in de Hindostaanse voedingsgewoonten en cultuur. Hiervoor zal een hulpverlener zich moeten verdiepen in de Hindostaanse cultuur. Zoals we gezien hebben worden de voedingsgewoonten voor een groot deel bepaald door de oorsprong van Hindostanen (India), de religie en de

Surinaams-Hindostaanse cultuur. De gebruikelijke adviezen volgens het protocol Dieetbehandeling bij diabetes mellitus zijn ook van toepassing op Hindostanen. De praktische uitwerking zal echter verschillen. Bij de dieetadvisering aan Hindostanen loopt een diëtist tegen andere knelpunten aan dan bij autochtone Nederlanders. Zo zijn de onregelmatige leefstijl en grote stressfactor typische aandachtspunten in de begeleiding van Hindostanen. Bovendien gaan Hindostanen vaak emotioneler om met het hebben van diabetes mellitus. Er is veel begrip en geduld nodig om gedragsverandering bij Hindostanen te bewerkstelligen en te handhaven.

11 Aanbevelingen

Om Hindostanen met diabetes mellitus goed te kunnen begeleiden is kennis over de Hindostaanse cultuur en voedingsgewoonten nodig. Niet alleen diëtisten, maar ook andere hulpverleners zullen te maken hebben met Hindostaanse cliënten. Zij kunnen zich in de achtergrond van Hindostanen verdiepen door achtergrondinformatie over Hindostanen te lezen. Bovendien zijn er in grote steden ieder jaar festivals waarbij Hindostanen een rol spelen. Verder kan men denken aan het kijken naar Hindostaanse films en eten in een Surinaams-Hindostaans restaurant om meer te weten te komen over de Hindostaanse cultuur en voedingsgewoonten. Hindostanen waarderen het zeer wanneer een hulpverlener kennis heeft over hun cultuur en voedingsgewoonten. Het zal de begeleiding effectiever maken omdat er eerder een vertrouwensband ontstaat. Verdieping in de ander is zeker de moeite waard.

Literatuur

Achtergrondinformatie over de voeding van Hindostanen in Nederland, bestemd voor diëtisten. Thuiszorg Den Haag / GGD Den Haag, 1998.
De sociaal-culturele achtergrond en de religie van Hindostanen in Nederland. Thuiszorg Den Haag / GGD Den Haag, 1997.
De voeding van Surinamers in Nederland. Bureau Voorlichting Gezondheidszorg Buitenlanders, 1993.
Dieetbehandelingsprotocol diabetes mellitus. 1998
Epidemiologisch Bulletin, themanummer diabetes mellitus. Tijdschrift voor volksgezondheid en onderzoek in Den Haag, 1996; jrg. 31, nr. 2.

Epidemiologisch Bulletin. Tijdschrift voor volksgezondheid en onderzoek in Den Haag, 1999; jrg. 34, nr. 2.

Allochtonen en diabetes. Over leven met suikerziekte, maatschappelijke achterstand en sociale spanningen in een multiculturele samenleving; MCN *Bulletin* 1996; jrg. 2, nr. 3.

Middelkoop BJC. *Diabetes: a true trouble. Studies on cardiovascular risk, ethnicity, socioeconomic position and intervention possibilities*. GGD Den Haag, 2001.

Projectverslag Diabetes mellitus en cardiovasculair risico bij Hindostanen in Den Haag. GGD Den Haag / Thuiszorg Den Haag, 1999.

Diabetes mellitus bij Turken
M.J.A. Traa, diëtist Stichting Thuiszorg Den Haag

Samenvatting

Uit onderzoek blijkt een hogere prevalentie van diabetes mellitus type II bij Turken in Nederland dan onder de autochtone bevolking. Mogelijke oorzaken zijn: overgewicht, erfelijke factoren, omgevingsfactoren, gebrek aan lichaamsbeweging en stress. Ondanks dieetbegeleiding worden slechtere bloedglucosewaarden gevonden bij deze groep dan bij autochtonen. Bij de begeleiding dient rekening gehouden te worden met de sociaal-culturele achtergrond en de voedingsgewoonten. Knelpunten bij de begeleiding zijn een gebrek aan kennis over het eigen lichaam, de taal, een andere ziektebeleving, een vaak onregelmatig voedingspatroon, overgewicht en weinig lichaamsbeweging. Positief is dat de voeding minder verzadigde vetten en meer fruit (en groente) bevat. Het inzetten van Voorlichters Eigen Taal en Cultuur (VETC'er) en (professionele) tolken bij de advisering kan bijdragen aan een betere hulpverlening. Meer consulten, met een langere duur zullen ingepland moeten worden. Het is aan te raden om gebruik te maken van video en foldermateriaal in het Turks over diabetes. Verder is het ontwikkelen van (visueel) materiaal omtrent de voeding bij diabetes in het Turks gewenst. Voor hulpverleners is kennis over voedingsgewoonten, cultuur en de aanwezige hulpmiddelen noodzakelijk om de steeds groter wordende groep Turken met diabetes te begeleiden.

1   Inleiding

Uit onderzoek blijkt dat diabetes mellitus in Nederland bij allochtonen vaker voorkomt dan bij autochtonen (Van Leest, Van Dis & Verschuren, 2002). Dit geldt ook voor de Turkse bevolkingsgroep. Dit betekent een toename van het aantal Turkse cliënten op de dieetspreekuren. Ondanks eenzelfde begeleiding wordt een slechtere regulering gezien bij Turkse diabeten dan bij Nederlandse diabeten (Voorham, Uitewaal & Buijnzeels, 2002). Dit plaatst diëtisten voor de vraag of Turken met diabetes mellitus op een andere manier geadviseerd en begeleid moeten worden dan autochtone Nederlanders.

Dit hoofdstuk bevat gegevens over de prevalentie en mogelijke oorzaken van diabetes mellitus bij Turken. Verder wordt ingegaan op de culturele en voedingsachtergrond van deze bevolkingsgroep en de praktische uitvoering van de dieetadviezen. Ook komen knelpunten, mogelijke hulpmiddelen en samenwerkingsvormen die gebruikt kunnen worden bij de advisering aan bod. Het hoofdstuk is gebaseerd op literatuuronderzoek en mijn praktijkervaring als diëtist bij Thuiszorg Den Haag.

Dit hoofdstuk behandelt vooral diabetes type II. Een groot deel van de informatie is echter ook van toepassing op cliënten met diabetes type I.

2 Prevalentie diabetes mellitus bij Turken

Op dit moment is wereldwijd sprake van een sterke toename van het aantal mensen met diabetes mellitus type II. Ongeveer negentig procent van het totale aantal diabetici heeft type-II-diabetes. De prevalentie van dit type diabetes neemt toe met de leeftijd.

Uit onderzoek op basis van diagnoses in huisartsenpraktijken lijkt met name in de wat hogere leeftijdscategorieën (> 45 jaar) bij Turken vaker diabetes mellitus voor te komen dan bij autochtonen. Dit geldt zowel voor mannen (44%) als voor vrouwen (26%). Ter vergelijking: bij autochtone Nederlanders in die leeftijdscategorie is dit voor beide seksen 3%. De cijfers dienen met enige voorzichtigheid gehanteerd te worden omdat er dubbeltellingen in voor kunnen komen (Van Leest, Van Dis & Verschuren, 2002).

Wat betreft de prevalentie van andere risicofactoren op het krijgen van hart- en vaatziekten zien we dat hypertensie bij Turkse mannen boven de 40-45 jaar vaker voorkomt dan bij autochtone mannen in dezelfde leeftijdsklasse. Voor vrouwen geldt dit niet. Over het voorkomen van hypercholesterolemie is weinig bekend. Uit de schaarse onderzoeken is echter een lagere prevalentie van hypercholesterolemie ten opzichte van autochtone Nederlanders af te leiden.

3 Oorzaken diabetes mellitus bij Turken

De toename van het aantal mensen met diabetes mellitus hangt onder andere samen met verandering in voeding en levensstijl. Hier volgt een beschrijving van mogelijke oorzaken van diabetes mellitus type II bij Turken.

3.1 Overgewicht

Een van de belangrijkste risicofactoren van diabetes mellitus is overgewicht. Vooral een vetstapeling in de buik en de lever is geassocieerd met een sterke insulineresistentie. Turkse mannen en vrouwen hebben vaak overgewicht. Tachtig procent van de Turkse mannen en vrouwen boven de 35 jaar heeft een qi > 25 (Van Leest, Van Dis & Verschuren, 2002).

3.2 Omgevingsfactoren

Waarschijnlijk spelen omgevingsfactoren een rol bij het ontstaan van diabetes mellitus. Bij personen die van een agrarische naar een geürbaniseerde omgeving migreerden, werd een hogere bloeddruk en Queteletindex gevonden. Als verklaring werd aan toegenomen zout- en vetgebruik in combinatie met stress gedacht. Ook bleek dat de bloedglucosewaarden van zowel Turkse vrouwen als mannen, woonachtig in Amsterdam, hoger waren dan die van inwoners van Ankara (Turkije) (Koycu e.a., 1997).

3.3 Lichamelijke activiteit

Lichamelijke activiteit helpt overgewicht te voorkomen en verbetert de insulinegevoeligheid van de cellen. Lichaamsbeweging kan tevens helpen om te ontspannen en psychische klachten te voorkomen of te verminderen. Turken in Nederland, vooral van de eerste generatie, doen weinig of niet aan sport en hebben weinig lichaamsbeweging.

3.4 Stress

Stress geeft een verhoogde kans op de ontwikkeling van diabetes mellitus (Middelkoop, 2001), zeker voor individuen die reeds een verhoogde kans hebben, bijvoorbeeld door een familiaire belasting. De migratie naar Nederland en het leven tussen twee culturen kan veel stress meebrengen.

Er is nog veel onduidelijkheid omtrent de precieze oorzaken van de hogere prevalentie van diabetes mellitus bij Turken. Meer onderzoek is nodig.

4 Herkomst en religie van Turken in Nederland

4.1 Herkomst

In de jaren zestig kwamen de meeste Turkse mannen als arbeidsmigranten naar Nederland. Men ging uit van een tijdelijke inzet van gastarbeiders. Steeds minder Turken keerden echter terug naar hun geboorteland. Na 1973 leidde gezinshereniging tot een aanzienlijk hogere immigratie. In de loop van de jaren tachtig liep de gezinshereniging van Turken terug, omdat de meeste gezinnen van de arbeidsmigranten inmiddels herenigd waren. Daar stond evenwel een andere vorm van migratie tegenover: huwelijksmigratie. Jongeren trouwden vaak met een partner uit het land van herkomst. Dit wordt wel 'kettingmigratie' genoemd.

4.2 Religie

Bijna alle Turken zijn islamiet, ook wel moslim geheten; ze belijden de islam. 'Islam' betekent overgave, gehoorzaamheid, zich overgeven aan de wil van Allah zoals die is geopenbaard aan de profeet Mohammed en opgetekend in de koran. De godsdienst heeft een sterke invloed op het dagelijks leven. Een aantal voorschriften uit de islam beïnvloedt de voedingsgewoonten. Een voorbeeld is de ramadan. Tijdens de ramadan wordt er niet gegeten of gedronken van zonsopgang tot zonsondergang. Deze periode wordt afgesloten met het Suikerfeest, dat verschillende dagen duurt. In een ander voorschrift staat dat moslims slechts ritueel geslacht vlees mogen eten (dit is 'halal' of rein vlees), en dat varkensvlees en alcohol verboden zijn. Door twee derde te eten van de hoeveelheid voedsel die men tot zich zou kunnen nemen, wordt onthechting aan het materiële uitgedrukt. Verder is het afkeurenswaardig om te eten of te drinken wanneer men geen honger of dorst heeft.

5 Sociaal-culturele achtergrond van Turken in Nederland

5.1 Leefgewoonten

De man is het hoofd van het gezin. Hij onderhoudt vaak de contacten met de buitenwereld, scholen, instanties enzovoort. Hij voert het gesprek met de buitenstaanders.

Het hebben van kinderen is heel erg belangrijk in de Turkse gemeenschap. In het gezin heeft de vrouw de zorg voor het huishouden en de opvoeding van de kinderen. De meeste Turkse vrouwen hebben minder contacten met Nederlanders.

Er is onder de Turken in Nederland een sterke groepsbinding. De sociale netwerken waarvan de Turkse gezinnen deel uitmaken, bestaan voornamelijk uit verwanten en dorps- en streekgenoten. De meeste Turkse vrouwen werken niet, ze hebben geen eigen inkomen. Ze zijn afhankelijk van wat hun man verdient. De meeste Turken trouwen al vroeg met een partner uit de eigen etnische groep.

5.2 Taal

Turken spreken Turks of Koerdisch. De schrijftaal is Turks. Koerden komen overwegend van het platteland, Turken zijn meer afkomstig uit de stad.

Het opleidingsniveau van de Turkse ouderen is in het algemeen laag. De oudere vrouwen hebben in het land van herkomst vaak helemaal geen onderwijs gevolgd of hebben de basisschool niet afgemaakt. Een gevolg hiervan is dat onder Turkse vrouwen analfabetisme en leesarmoede voorkomt.

5.3 Lichaamsbeweging

Er is weinig bekend over de mate van lichamelijke activiteiten van Turken. Wel weten we dat Turken in Nederland minder sporten dan autochtone Nederlanders. Vooral de eerste generatie lijkt weinig te sporten. De tweede generatie doet meer aan sport (28%) maar nog steeds minder dan de autochtonen (Van Leest, Van Dis & Verschuren, 2002).

5.4 Stress

Onder Turken komen, net als onder Nederlanders, tal van psychische problemen voor die zich uiten in lichamelijke klachten. Migratie, 'vrijwillig' of gedwongen, brengt veranderingen mee. Het verwerken daarvan vraagt de nodige psychische arbeid en kan stress veroorzaken. Dat geldt ook voor opvoedingsproblemen, het leven tussen twee culturen, werkloosheid of ongunstige arbeidsomstandigheden.

5.5 Ziektebeleving

Turkse (traditionele) cliënten geloven dat alles wat met gezondheid en ziekte te maken heeft, door Allah is bepaald. Zij die afkomstig zijn van het platteland, kunnen geloven in de macht van kwade geesten, het 'boze oog'. Zij doen een beroep op een traditionele genezer ('hoca') om de krachten in te tomen. Zo kan een hoca verzen lezen uit de koran of amuletten met koranverzen maken, die de zieke bij zich draagt.

Turkse cliënten met een lage opleiding hebben vaak weinig kennis van het menselijk lichaam. Ze zoeken de oorzaak van hun ziekte vooral in het lichamelijke en zijn niet bekend met de wetenschap dat ook psychische klachten ziek kunnen maken. Deze cliënten willen het liefst een lichamelijk onderzoek en een geneesmiddel dat hen beter maakt.

Turkse cliënten beleven hun ziekte heel emotioneel. Zij presenteren lichamelijke klachten expressief, overdreven in de ogen van veel Nederlanders.

Uit onderzoek is ook verschil in het beleven van gezondheid geconstateerd bij vooral Turkse mannen, in vergelijking met Nederlanders. Zij zeiden zelf zich minder gezond te voelen dan Nederlandse mannen (Van Leest, Van Dis & Verschuren, 2002).

5.6 Therapietrouw

Het is niet bekend in hoeverre Turkse cliënten de dieetvoorschriften opvolgen en of dit afwijkt van de dieettrouw van anderen. Sommigen houden zich prima aan de gegeven adviezen. Maar er zijn ook mensen die slechts één keer het spreekuur bezoeken en niet op de vervolgafspraak verschijnen. Het is onbekend waarom ze niet meer komen. Het opvolgen van een dieetvoorschrift vindt men vaak erg moeilijk, vooral omdat men niet altijd gewend is om regelmatig en/of op tijd te eten. Dit hangt samen met de cultuur waarin het afkeurenswaardig is om te eten of te drinken wanneer men geen honger of dorst heeft. Men wil graag medicijnen om van de klachten af te komen in plaats van een langdurig dieet. Vooral voor preventieve voorlichting staat men niet altijd open. De Turkse cliënt staat meer open voor informatie op het moment dat hij geconfronteerd wordt met een probleem.

Onvolledige informatie omtrent de voedingsgewoonten kan ervoor zorgen dat de gegeven adviezen niet voldoende aansluiten bij de cliënt, wat de dieettrouw niet ten goede komt.

Als Turken zich goed voelen, stoppen ze vaak met medicijngebruik. Dit gebeurt vooral tijdens vakanties.

5.7 Roken

Turkse mannen roken beduidend meer dan autochtonen: tot zeventig procent van de Turkse mannen van middelbare leeftijd rookt. Turkse vrouwen roken minder vaak (21-34%) dan autochtone vrouwen (31-47%). Van de Turkse vrouwen tussen de 20 en 50 jaar roken er beduidend meer dan van de Turkse oudere vrouwen (> 50 jaar), zo'n veertig respectievelijk tien procent (Van Leest, Van Dis & Verschuren, 2002).

6 Behandeling van diabetes mellitus bij Turken

De behandeling van diabetes mellitus type II bij Turken wijkt niet af van de reguliere behandeling. Meestal wordt er gekozen voor een combinatie van medicatie, dieet en leefregels.

6.1 Aandachtspunten bij de behandeling

Afspraken nakomen en het omgaan met tijd kunnen in andere culturen een verschillende betekenis hebben. Het is goed om de Turkse cliënt expliciet te vertellen wanneer hij wordt verwacht en het belang hiervan te benadrukken.

In het contact met Turkse cliënten valt op dat velen uit beleefdheid geen nee zullen zeggen. Het is daarom nodig om de wijze van vragen aan te passen. Op vragen die met ja of nee beantwoord kunnen worden is het nodig deze te laten volgen door een vraag waarop alleen een concreet antwoord mogelijk is. Dus open vragen, die beginnen met: wie, wat, wanneer enzovoort. Vaak wordt een Turkse cliënt die redelijk Nederlands spreekt, overschat, waardoor misverstanden ontstaan. Om aan te sluiten bij het kennisniveau is het van belang om de al gegeven informatie goed na te vragen, zodat duidelijk is of de cliënt de informatie al dan niet begrepen heeft.

Uit eigen praktijkervaring blijkt dat de meeste Turken die de dieetspreekuren bezoeken, weinig lichaamsbeweging hebben. Wel doen ze vaak lopend de boodschappen en ze zeggen veel te wandelen. Veel Turken hebben nooit leren fietsen. In het rapport Diabeteszorg en therapietrouw (Van der Poel, 2003) wordt aanbevolen om beweging een vaste plaats te geven in de reguliere zorg voor in principe alle mensen met diabetes die te weinig bewegen.

In Den Haag zijn er verschillende projecten om allochtonen te stimuleren tot meer beweging. Zo is er sinds kort het project Bewegen op recept, waar de huisarts mensen naar een bewegingsconsulent verwijst, die samen met de cliënt de juiste vorm en frequentie van lichaamsbeweging bepaalt. In een aantal gezondheidscentra werkt men met een protocol, waar mensen met overgewicht (ook diabetespatiënten met overgewicht) begeleiding van de diëtist, en ook beweegadviezen en training van een fysiotherapeut krijgen. Tevens worden in verschillende buurthuizen gymlessen gegeven om de drempel zo laag mogelijk te maken.

6.2 Behandelingsduur

Volgens het diabetesprotocol (1998) neemt de dieetbegeleiding bij diabetes mellitus type II vier tot acht consulten in beslag, verspreid over vijf tot twaalf maanden. Het protocol is opgesteld voor Nederlands sprekende diabeten. In verband met communicatieproblemen en cultuurverschillen, gecombineerd met een vaak lage opleiding dient er bij Turkse cliënten rekening gehouden te worden met een langduriger begeleiding. Meer consulten, met een langere duur zullen ingepland moeten worden. Voor de vervolgconsulten bij de diëtist is het aan te bevelen twintig tot dertig minuten in te plannen (Van der Poel, 2003). Een jaarlijkse controle is wenselijk om de cliënt over langere termijn te kunnen begeleiden. Hierin kunnen de kennis en vaardigheden gecheckt en zo nodig opgefrist worden. Het oproepen hiervoor lijkt noodzakelijk om de opkomst te vergroten.

Voor de specifieke cliëntengroep met een HbaIC boven de 8,5 is het aan te bevelen de patiënten minimaal een halfjaar intensief te begeleiden. Daarbij kan gebruik worden gemaakt van de intake en modules die voor het project Diabeteszorg en therapietrouw ontwikkeld zijn. De module Migranten en taal hierin is speciaal bestemd voor dat deel van de patiëntengroep die de Nederlandse taal onvoldoende beheerst en voor patiënten met een andere culturele achtergrond (Van der Poel, 2003).

7 Dieetadvisering

7.1 Aandachtspunten bij de dieetadvisering

Voor de meeste autochtone Nederlanders is het opvolgen van dieetvoorschriften niet gemakkelijk; voor Turken evenmin. Er is bij allochtonen een geringer besef dat men door anders te eten de gezondheid kan bevorderen en er is een lager kennisniveau van het functioneren van het menselijk lichaam. Het is daarom moeilijk de relatie tussen voedingspatroon en klachten duidelijk te maken.

Bovendien bestaat vaak de overtuiging dat afvallen alleen mogelijk is met behulp van medicijnen. Ook traditionele opvattingen zoals 'Wie ziek is moet zoveel mogelijk eten om aan te sterken' spelen een rol. Voor veel mannen staat vermageren gelijk aan ziek en zwak worden.

Denkbeelden dat dik en mollig wijzen op welstand en een teken van schoonheid zijn, bestaan nog steeds, maar nemen af.

Schriftelijke voorlichting, waarbij alleen met tekst gewerkt wordt, heeft vanwege de taalproblemen vaak zeer weinig resultaat.

Soms is het noodzakelijk te communiceren via een tolk, hetzij een familielid hetzij een professionele tolk. Aan het gebruik van niet-officiële tolken, zoals familieleden, kennissen en dergelijke, kleven nadelen. Zo vertalen die niet altijd correct of ze vertalen onvolledig. Ook worden soms kinderen van school gehouden om te kunnen tolken. Gezien de privacygevoelige onderwerpen die soms besproken worden, gaat de voorkeur uit naar een officiële tolk (met geheimhoudingsplicht). Tevens kan gebruik gemaakt worden van hulpmiddelen zoals het fotoanamneseboek.

Om communicatieproblemen te voorkomen of op te lossen en de cliënt begrijpelijke informatie en voorlichting te geven, kan ook een Voorlichter Eigen Taal en Cultuur (VETC'er) ingeschakeld worden. Dit zijn mensen uit eigen land en cultuur die geschoold zijn om voorlichting te geven op het gebied van gezondheid. Ze zijn opgeleid bij het Nationaal Instituut voor Gezondheidsbevordering en Ziektepreventie (NIGZ). Ze kunnen werken in een ziekenhuis, gezondheidscentrum of GGD. De voorlichting kan zowel individueel als in groepsverband gegeven worden. Uit een experiment met voorlichting in de eigen taal aan Turkse diabetespatiënten in de eerste lijn blijkt dat vooral bij vrouwen het aantal en de ernst van de met diabetes samenhangende klachten afneemt (Voorham, Uitewaal & Buijnzeels, 2002).

Het is moeilijk een volledige voedingsanamnese te verkrijgen. Dit wordt veroorzaakt door taalproblemen, maar hangt ook samen met de islamitische cultuur. Daarin wordt het als ongepast beschouwd te praten over hetgeen men eet. Eten doet men bovendien niet alleen (voedsel wordt gedeeld met anderen) en als er gegeten wordt, dan behoort men niet zo veel te eten dat men geheel verzadigd is. Tegen deze achtergrond is het denkbaar dat concrete vragen over voeding als bezwaarlijk kunnen worden gezien en de persoon in kwestie in verlegenheid kunnen brengen. Ze zullen daarom geen compromitterende uitspraken over hun voeding doen. Men bereidt de maaltijden op het gevoel, op het gezicht en geleid door ervaring en men werkt niet met inhoudsmaten. Uit onderzoek blijkt een onderrapportage van de voedselinneming bij 'obese' Turken (Hulshof & Staveren, 1995). Een accurate inschatting van de voedselinneming is moeilijk.

Turken met diabetes die insuline gebruiken, dienen een vaste verdeling van koolhydraten na te streven. Voldoende kennis omtrent koolhydraatgehalten van voedingsmiddelen is noodzakelijk, net als een regelmatig voedingspatroon. De methodiek die de diëtist hanteert, zal afhankelijk moeten zijn van kennis, opleidingsniveau en het al of niet beheersen van de Nederlandse taal van de cliënt.

7.2 Voedingsgewoonten van Turken in Nederland

Uit onderzoek blijkt dat de voedingsgewoonten van de Turken in Amsterdam nauwelijks veranderen. Turkse Amsterdammers van 35 jaar en ouder eten over het algemeen Turks: 78%. Zeventien procent eet zowel Turks als Nederlands en drie procent eet voornamelijk Nederlands. Er is geen significant verschil tussen 35- tot 54-jarigen en de 55-plussers (Amsterdamse Gezondheidsmonitor 1999-2000).

7.2.1 Maaltijdpatroon

Het meest gebruikelijke maaltijdpatroon bestaat uit twee of drie hoofdmaaltijden per dag. Een enkele keer worden vier hoofdmaaltijden gebruikt. Het tijdstip van de Turkse maaltijd ligt minder vast dan dat van de Nederlandse. Er wordt vaak twee keer per dag warm gegeten. Voeding heeft een belangrijke plaats in het sociale leven. Hierop zal niet snel worden bezuinigd.

Er wordt vaak gezamenlijk gegeten. Bezoek is welkom om mee te eten, zowel bij hoofdmaaltijden als tussenmaaltijden. Weigering wordt als belediging ervaren.

Voor meer gedetailleerde informatie over de samenstelling van hoofdmaaltijden en tussendoortjes wordt verwezen naar het IVD, Voedingsleer IXc: Culturele en sensorische invloeden.

7.2.2 Ontbijt

De eerste maaltijd wordt gebruikt tussen 10.00 en 12.00 's ochtends. Bij dit ontbijt gebruikt men meestal Turks brood, 'pide', 'somun' of bruin brood. Op het brood smeert men eventueel wat roomboter of margarine en als beleg Turkse witte (schapen)kaas, Goudse kaas, olijven, gekookt ei, jam, honing en soms worst ('susuk' of 'salam'). Ook worden tomaten en komkommers gebruikt.

7.2.3 Lunch

Een lunch wordt niet altijd gebruikt. Gebruikt men wel een lunch, dan is dit vaak een warme maaltijd, maar ook wel een broodmaaltijd. Bij de broodmaaltijd worden weer (schapen)kaas, tomaat, komkommer en olijven gegeten, en vaak ook fruit, soep, roerei of een gerechtje dat van de vorige dag is overgebleven. De warme middagmaaltijd bestaat vaak uit een pilav van rijst of bulgur met een vleesgerecht, groentegerecht, salade en 'cacik' (tafelzuur). Er wordt altijd brood bij gegeten.

7.2.4 Warme (avond)maaltijd

De warme maaltijd 's avonds wordt vaak later gegeten dan bij Nederlanders.
Soep eet men meerdere malen per week.
Gebakken en gekookte rijst, macaroni, bulgur en patat zijn de belangrijkste basisgerechten. Hierbij eet men bijvoorbeeld stoofpotten waarin één of meerdere groenten en kruiden, eventueel vlees en een zetmeelbron verwerkt zijn. Aardappelen worden meer als groente gezien dan als zetmeelbron. Groente wordt ook gebakken, gesmoord, gevuld (dolma's) of als salade en tafelzuur gegeten.
Als vlees wordt meestal rund- of kippenvlees gegeten. Soms eet men vis.
  Bij de bereiding wordt vaak roomboter en margarine of olie gebruikt.
De meeste Turken eten brood bij de warme maaltijd.

Gekochte of zelfgemaakte yoghurt dient dikwijls als bijgerecht.

Nagerechten eet men niet vaak. Meestal zijn het verse vruchten of compote van gedroogd fruit en soms 'baklava' (Turks gebak) of 'sutlac' (rijstepap).

7.2.5 Tussendoortjes

Fruit, koekjes of hartige hapjes zoals noten, 'leblebi' (geroosterde kikkererwten), zonnebloempitten en chips worden vooral tijdens visites zowel 's avonds als overdag gegeten.

7.2.6 Dranken

Koffie en thee worden vaak met melk(poeder) en suiker gedronken. Behalve filterkoffie wordt ook oploskoffie gebruikt. Verder drinkt men frisdranken en vruchtensappen. Bij de brood- en warme maaltijden worden vaak water en 'ayran' (yoghurtdrank) gedronken.

7.3 Doel van het dieet

Het vaststellen van het doel van het dieet gebeurt aan de hand van het dieetbehandelingsprotocol bij diabetes mellitus (1998). Deze doelen zijn ook van toepassing bij Turken met diabetes mellitus.

7.4 Kenmerken van het dieet bij diabetes mellitus voor Turken

7.4.1 Energie

Het advies voor een adequate energieopname en bij overgewicht een energiebeperking, wijkt niet af van het reguliere advies. Daar overgewicht bij tachtig procent van de Turken boven de 35 jaar voorkomt, wordt meestal tevens een energiebeperking geadviseerd.

7.4.2 Vetten

Verzadigd en transonverzadigd vet moet bij voorkeur beperkt worden tot maximaal tien energieprocent volgens het reguliere advies.

Hoewel uit onderzoek een lagere opname van verzadigd vet blijkt dan bij autochtone Nederlanders, is een beperking bij sommige cliënten noodzakelijk. Dit kan zowel gelden voor de totale hoeveelheid vet als voor de hoeveelheid verzadigd vet. Om de hoeveelheid onverzadigde vetten te vergroten, wordt de cliënt geadviseerd een dieethalvarine of dieetmargarine te gebruiken. Dit kan tevens een vitamine-D-deficiëntie voorkomen. De overstap van roomboter naar dieetmargarine kan problemen opleveren, gezien de angst om daarmee ongewenst varkensvet binnen te krijgen.

Verder wordt geadviseerd om regelmatig vis te eten. Afhankelijk van de streek van herkomst is men daar al dan niet aan gewend.

Bij de bereiding van de warme maaltijd gebruikt men in het algemeen veel vet. Concrete adviezen over de hoeveelheid, bijvoorbeeld in aantal eetlepels olie, in welke gerechten, zijn nodig. Ook in de zoete en hartige lekkernijen komt veel vet voor, zoals in 'tulumba tatslisi', 'baklava', 'börek' en noten. Een advies ter vermindering kan nodig zijn.

7.4.3　Koolhydraten

Een doelmatige koolhydraatverdeling en het vermijden van koolhydraatpieken is belangrijk. Het belang is afhankelijk van de gebruikte medicatie, koolhydraatinneming, lichamelijke inspanning en stress.

Koolhydraatpieken kunnen voorkomen bij het gebruik van grote hoeveelheden brood bij de warme maaltijd in combinatie met een andere zetmeelbron zoals aardappelen, peulvruchten, bulgur of rijst, en doordat men niet gewend is overdag tussendoortjes te gebruiken. Ook het pas eten als men honger heeft, kan tot deze pieken leiden.

Turkse cliënten zijn vaak gewend om suiker in de thee en suikerrijke frisdranken te gebruiken. Gezien de noodzaak tot energiebeperking adviseert de diëtist om minder of geen suiker in dranken te gebruiken.

Als diëtist kun je te maken krijgen met gebrekkige kennis en vooroordelen omtrent sommige voedingsmiddelen. Zo zijn Turken soms bang om zoetjes te gebruiken omdat ze denken dat dit slecht voor de ogen is. Ook denken ze vaak dat schapenvlees suiker bevat. Ze stoppen dan ook met het gebruik hiervan na diagnosticeren van diabetes mellitus type II.

7.4.4　Eiwit

Volgens het protocol kan een normale hoeveelheid eiwit gebruikt worden, tenzij een beperking in het geval van microalbuminurie nodig is.

7.4.5 Voedingsvezel

Conform het protocol is de aanbeveling voor voedingsvezel: circa 3 g per megajoule bij voorkeur oplosbare vezels.

Turken gebruiken witbrood en witte rijst. Er wordt groente gebruikt en regelmatig fruit. Daar voedingsvezel de opname van koolhydraten vertraagt, kan de overstap van witbrood naar bruinbrood een goede bijdrage leveren aan het dieet. Individueel zal bekeken moeten worden of een advies met betrekking tot de hoeveelheid groente en fruit noodzakelijk is.

7.4.6 Alcohol

Alcohol dient beperkt te worden tot een matig gebruik, maximaal twee à drie alcoholische consumpties per dag en bij voorkeur geen dagelijkse consumptie. Dit advies wijkt niet af van het reguliere advies. Hoewel alcohol volgens de islam verboden is, wordt alcohol wel – vrijwel uitsluitend door mannen – gebruikt (Amsterdamse Gezondheidsmonitor 1999-2000). Individueel zal bekeken moeten worden of advies noodzakelijk is.

7.4.7 Zout

Geadviseerd wordt om zout met mate te gebruiken. Het is gebruikelijk om zout over het eten te strooien. Verder kan het gebruik van zout per persoon sterk variëren door het veel of weinig eten van olijven, kaas en worstsoorten, soep, zout toegevoegd aan de warme maaltijd, bouillonblokjes, tafelzuur en tomatenpuree.

7.4.8 Antioxidanten

In het protocol wordt ook aandacht besteed aan antioxidanten. Het advies is om nadruk te leggen op dagelijks gebruik van 200 gram groente en twee stuks fruit. Dit advies wijkt niet af van het reguliere advies. Turken lijken meer fruit te eten dan autochtone Nederlanders (Van Leest, Van Dis & Verschuren, 2002).

7.5 Bijzondere gebeurtenissen

7.5.1 Vasten

De ramadan is de jaarlijkse periode van vasten. Tussen zonsopgang en zonsondergang is eten, drinken, roken en seks verboden. Mensen met diabetes mellitus wordt afgeraden om langdurig niet te eten en te drinken, omdat de bloedglucosewaarden hierdoor sterk beïnvloed worden en de kans op een hypoglykemie dan groot is. Ondanks de diabetes willen veel moslims toch meedoen. Belangrijk is om in overleg met de huisarts of diabetesverpleegkundige de medicijnen eventueel aan te passen. De client wordt geadviseerd het eten te spreiden over de tijd dat eten is toegestaan en weinig zoete en vette producten te gebruiken. In de winter is het mogelijk om 's avonds twee kleine maaltijden te gebruiken en 's morgens een ontbijt. Veel cliënten verwachten tijdens de ramadan gewicht te verliezen, maar in de praktijk blijkt dat de meeste cliënten die periode juist in gewicht toenemen. De gewichtstoename wordt waarschijnlijk veroorzaakt door een hogere energie-inneming, een onregelmatig voedingspatroon en een lager activiteitenpatroon.

7.5.2 Feesten

Op feest- en gedenkdagen wordt over het algemeen meer, uitgebreider en lekkerder gegeten. Specialiteiten die geschikt zijn voor feest- en gedenkdagen, zijn voor Turken allerlei zoetigheden en zoet gebakken deegwaren.

Met het suikerfeest wordt de ramadan afgesloten. Na een bezoek aan de moskee wordt er uitgebreid en vooral zoet gegeten. Het suikerfeest duurt drie dagen en wordt met familie en vrienden gevierd. Voor dit feest wordt veel gebak, koekjes en zoetigheid klaargemaakt.

Het offerfeest of schapenfeest is een groot feest waarmee wordt herdacht dat Ibrahim (Abraham) na verschijning van de aartsengel Djibril (Gabriël) op het laatste nippertje niet zijn zoon hoefde te offeren, maar een schaap. Bij dit feest wordt bij voorkeur een schaap geofferd, waarvan twee derde wordt weggeven aan arme mensen. Het offerfeest vindt ruim twee maanden na de ramadan plaats.

| 8 | Educatie |

Hierna worden voorbeelden van regionaal (o.a. in Den Haag) ontwikkelde educatievormen besproken.

| 8.1 | Diabetes Educatiepunt |

In Den Haag en ook in andere steden in Nederland worden cliënten met diabetes mellitus begeleid op het Diabetes Educatiepunt (DEP). Het DEP in Den Haag is gelokaliseerd bij de Thuiszorg. In achterstandswijken in Den Haag zijn er tevens praktijkverpleegkundigen werkzaam in huisartsenpraktijken en gezondheidscentra, die een vergelijkbare begeleiding bieden, in combinatie met dieetbegeleiding door de diëtist van Thuiszorg Den Haag.

Het DEP is een gezamenlijk spreekuur van een diabetesverpleegkundige en een diëtist. De diabetesverpleegkundige gaat in op vragen van patiënten en geeft voorlichting over diabetes mellitus, hypo- en hyperglykemieën, tabletten en insulinegebruik, voetverzorging en alle andere factoren die een rol spelen bij de regulatie van de diabetes mellitus. De diëtist stelt in overleg met de cliënt een dieetadvies samen en begeleidt de cliënt bij het inpassen van het dieet in het dagelijks leven.

| 8.2 | Groepsvoorlichting |

In sommige gezondheidscentra worden in samenwerking met VETC'ers, de praktijkverpleegkundige en de diëtist ook groepsbijeenkomsten gehouden voor cliënten met diabetes mellitus. De voorlichting bestaat uit vijf bijeenkomsten. In één daarvan bespreekt de diëtist de voeding. De cursus wordt gegeven in de Turkse taal. Ook in ziekenhuizen kunnen in samenwerking met de VETC'ers groepsbijeenkomsten gehouden worden. Vooral het uitwisselen van ervaringen wordt als zeer positief ervaren. In Rotterdam zijn goede resultaten bereikt met voorlichting in de eigen taal bij Turkse cliënten met diabetes (Voorham, Uitewaal & Buijnzeels, 2002).

| 9 | Hulpmiddelen ter ondersteuning van de voedingsvoorlichting |

In verband met onder andere de taalproblematiek is het noodzakelijk om gebruik te maken van hulpmiddelen.

9.1 Fotomateriaal

Niet alle Turkse cliënten spreken en verstaan Nederlands. Bij een cliënt die redelijk Nederlands spreekt, gebruikt de diëtist het fotoanamneseboek voor Turken en Marokkanen. Dit boek is in de jaren tachtig door het Bureau Voorlichting Gezondheidszorg Buitenlanders (BVGB) ontwikkeld. Hierin staan foto's van de meest gebruikte voedingsmiddelen en maaltijden. Bovendien geeft het boek mogelijkheden om gewenste hoeveelheden uit te leggen. Het fotoanamneseboek is niet meer verkrijgbaar.

9.2 Aanvullend (beeld)materiaal

Ook kan gebruik gemaakt worden van aanvullend foto- of plaatmateriaal, verpakkingen, maar ook van lepels, glazen, bekers enzovoort. De plaatjes uit het fotoboek Hindostaanse voeding zijn ook bruikbaar. Recent is er een *Educatiemap bij diabetes* ontwikkeld door Stichting Diabetes and Nutrition Organisation (DNO).

9.3 Audiovisueel materiaal

Een video en een cd-rom die in de Turkse taal uitleg geven over diabetes mellitus en het belang van dieet, medicijnen en overige leefregels zijn verkrijgbaar bij het NIGZ. Daar is ook een video verkrijgbaar met bewegingsoefeningen in het Turks voor thuis. De oefeningen zijn zowel in een groep als individueel toepasbaar.
De videobanden zijn bruikbaar tijdens het spreekuur, kunnen worden uitgeleend voor thuis of kunnen zelf aangeschaft worden door de cliënt. In Den Haag worden maandelijks videomiddagen georganiseerd waar de cliënten de video kunnen bekijken. Het Amsterdams Patiënten/Consumenten Platform (APCP) heeft tevens een publieksvoorlichtingsfilm over diabetes in het Turks ontwikkeld. Die is bruikbaar bij bijvoorbeeld Turkse zelfzorgorganisaties.

9.4 Folders, brochures

Brochures in de Turkse taal zijn er van de firma Novo Nordisk. Dit zijn uitgebreide folders waarin het ziektebeeld, de behandeling en de voeding worden besproken. De ervaring leert echter dat uitgebreide folders slecht gelezen worden. Er is dan ook vooral behoefte aan eenvoudig visueel materiaal. In het verleden zijn er verschillende materialen ontwikkeld, maar die zijn niet meer verkrijgbaar. Dieetadviezen of informatie omtrent gezonde voeding in het Turks zijn op dit moment niet beschikbaar. Hieraan is wel behoefte en verschillende organisaties hebben daarom zelf (een) folder(s) ontwikkeld. Er worden voorbeelddagmenu's met afbeeldingen voor analfabeten gemaakt. Verder worden dieetlijsten vertaald door het tolkencentrum. Momenteel werkt de projectgroep Migranten en voeding van de Nierstichting aan een fotovoorlichtingsboek voor onder anderen Turken.

9.5 Tolk/VETC'er

Spreekt een cliënt geen Nederlands, dan is het mogelijk om een tolk in te schakelen. Als er veel Turkse cliënten zijn, dan zou een apart spreekuur in aanwezigheid van een Turkse tolk gepland kunnen worden. Er kan indien nodig ook gebruik gemaakt worden van de tolkentelefoon, waarvoor een telefoon met luidspreker noodzakelijk is. Ook kan er soms bij individuele voorlichting gebruik gemaakt worden van een VETC'er.

10 Conclusie

De oorzaak van het vaker voorkomen van diabetes mellitus type II bij Turken is nog niet duidelijk. Overgewicht en gebrek aan lichaamsbeweging bij Turken lijken belangrijke factoren. Bij de behandeling zijn dieet, medicijngebruik en leefregels zoals beweging belangrijk. De hulpverlener zal zich moeten verdiepen in de voedingsgewoonten, religie en Turkse cultuur om de dieetadviezen volgens het protocol in te kunnen passen. Tevens dient de hulpverlener op de hoogte te zijn van de voor de doelgroep aanwezige materialen en hulpmiddelen en deze zo nodig te gebruiken. Het inzetten van een tolk of een VETC'er kan een positieve bijdrage leveren aan de begeleiding. Een langduriger en soms intensievere begeleiding kan, naast geduld, inventiviteit en begrip, noodzakelijk zijn om de gewenste doelen te bereiken.

11 Aanbevelingen

Voor de diëtist is het begeleiden van Turkse cliënten een uitdaging:
- Verdiep je in de cultuur.
- Toon interesse in de denkwereld en voedingsgewoonte van de Turkse cliënt.

- Houd rekening met de sociale aspecten van eten voor deze doelgroep.
- Probeer het dieetadvies zoveel mogelijk aan te passen aan de cliënt.
- Plan voldoende tijd, heb geduld en gebruik indien nodig een tolk.
- Maak gebruik van al ontwikkeld materiaal of neem initiatieven om zelf materiaal te ontwikkelen.
- Stel dit materiaal ook ter beschikking aan collega's.
- Zoek samenwerking met bijvoorbeeld VETC'ers en fysiotherapeuten.
- Geef zoveel mogelijk handvatten om het de cliënt makkelijker te maken het dieet te volgen.

Literatuur

Amsterdamse Gezondheidsmonitor 1999-2000.
Bijman C, Peters S. *De Voeding van Turken en Marokkanen in Nederland.* Coproductie Voorlichtingsbureau voor de Voeding en Bureau Voorlichting Gezondheidszorg Buitenlanders, Anraad BV, 1990.
Brussaard JH, e.a. *De voeding bij allochtone bevolkingsgroepen. Deel 3: Voedselconsumptie en voedingstoestand bij Marokkaanse, Turkse en Nederlandse 8-jarigen en hun moeders.* Zeist: TNO Voeding, 1999.
De voeding van Turken en Marokkanen in Nederland. Bureau Voorlichting Gezondheidszorg Buitenlanders, 1993.
Dieetbehandelingsprotocol diabetes mellitus. Maarssen: Elsevier gezondheidszorg, 1998.
Gesprekken zonder grenzen. Communiceren met patiënten van Turkse, Marokkaanse, Surinaamse en Antilliaanse afkomst. Utrecht: NIGZ, 2001.
Hulshof PJM, Staveren WA. Hoe accuraat is de meting van de voedselinname van Turkse migranten? Een onderzoek naar de voedselconsumptie van Turkse volwassenen in Nederland. *Nederlands Tijdschrift voor Diëtisten* 1995; 50: 2-6.
Koycu B, Kara T, e.a. Risicofactoren voor hart- en vaatziekten bij Turken in Amsterdam en in Ankara. *Nederlands Tijdschrift voor Geneeskunde* 1997; 141: 18.
Leest LATM van, Dis SJ van, Verschuren WMM. *Hart- en vaatziekten bij allochtonen in Nederland: een cijfermatige verkenning naar leefstijl- en risicofactoren, ziekte en sterfte.* Report 261858006/2002.
Middelkoop BJC. *Diabetes: a true trouble. Studies on cardiovascular risk, ethnicity, socioeconomic position and intervention possibilities.* Den Haag: GGD, 2001.
Poel BLWM van der. *Rapport Diabeteszorg en therapietrouw.* 2003.
Valstar A. Diëtist in een multiculturele samenleving. *Nederlands Tijdschrift voor Diëtisten* 1996; 51: 209-215.
Voorham AJJ, Uitewaal PJM, Buijnzeels M. Het effect van voorlichting in de eigen taal aan Turkse diabetespatiënten. *TSG* 2002; 80 (8): 14.

Weijers RNM, Bekedam DJ, Oosting H. The prevalence of type 2 diabetes and gestational diabetes mellitus in an inner city multi-ethnic population. *European Journal of Epidemiology* 1998; 14: 693-699.

Diabetes mellitus bij Marokkanen
F.S. Malki, diabetesverpleegkundige Slotervaartziekenhuis Amsterdam
L.A. Waterval, diëtist Thuiszorg Amsterdam

Samenvatting

Kennis van de cultuur is een voorwaarde voor een succesvolle begeleidingen van Marokkaanse diabetespatiënten. Hier moeten zowel de patiënt als de hulpverlener zich voor inzetten.
De leefstijlveranderingen die naar Nederland geïmmigreerde Marokkanen ondergaan, hebben vaak een negatieve invloed op hun gezondheid.

1 Inleiding

De prevalentie van diabetes mellitus type 2 neemt, mede door de vergrijzing en de leefstijlveranderingen, toe onder de eerste generatie Marokkanen, waardoor hulpverleners steeds vaker te maken krijgen met Marokkaanse diabeten. Dit hoofdstuk behandelt de cultuur en gewoonten van Marokkanen in Nederland en geeft adviezen voor de begeleiding.

2 Prevalentie

De prevalentie van diabetes mellitus type 2 is drie- tot viermaal hoger bij de Marokkaanse Amsterdammers dan bij de autochtonen. Prevalentiecijfers liggen rond de 12 procent voor Marokkaanse mannen en 14 procent voor Marokkaanse vrouwen (Dijkshoorn e.a., 2003; Kriegsman e.a., 2003; Weijers e.a., 1998). Dit verschil in prevalentie kan voor een deel verklaard worden door een hogere prevalentie van overgewicht, lagere sociaal-economische omstandigheden en minder lichaamsbeweging (De

Valk, 2003). Ook de migratie en de veranderde leefstijl spelen hierbij een rol.

Behalve de hogere prevalentie van diabetes bij Marokkanen is de metabole instelling vaak slechter. De gemiddelde HbA1c voor autochtonen en Marokkanen is respectievelijk 7,6 en 8,5 procent.

3 Herkomst en religie van Marokkanen in Nederland

3.1 Herkomst

De oorspronkelijke bewoners van Marokko zijn de Berbers (30-40 procent van de huidige bevolking) (Van der Werf, 1994). De eerste Marokkanen kwamen tussen 1960 en 1971 naar Nederland als gastarbeiders met als doel geld te verdienen en terug te keren naar hun gezinnen. Zij worden de eerste generatie genoemd. De gastarbeiders kwamen voornamelijk uit het noorden van Marokko. Om verschillende redenen is van remigratie naar Marokko niets terechtgekomen. Langzamerhand veranderde hun positie van gastarbeider naar immigrant. De Marokkaanse gastarbeiders besloten zich toch langer en uiteindelijk voorgoed in Nederland te vestigen. De wetenschap dat het verblijf in Nederland slechts voor korte tijd was, heeft ertoe geleid dat de gastarbeiders het niet zinvol vonden om de taal te leren. Er waren toen nog geen inburgeringcursussen en weinig faciliteiten om de taal te gaan leren. Door hun lage inkomen (uit zwaar en sober werk) en de vaak grote gezinnen behoorden zij tot de groep met een lage sociaal-economische status en een slechte gezondheidstoestand. De kinderen van deze immigranten zijn soms in Marokko geboren, maar de meesten zijn in Nederland geboren. Zij worden de tweede generatie genoemd.

Op dit moment wonen in Nederland circa 306.000 Marokkanen.

3.2 Religie

De Marokkaanse cultuur is hoofdzakelijk gebaseerd op de wetten die de islam voorschrijft. De islam is de meest beleden religie onder Marokkanen. Slechts een klein deel (2%) belijdt een ander geloof zoals het jodendom.

Het woord 'islam' betekent overgave, gehoorzaamheid en onderwerping. Godsdienst is naar islamitische opvatting een stelsel van geloofs-

voorstellingen, rituelen en sociale voorschriften die de mens moet belijden en uitvoeren. Het einddoel van iedere moslim is toegang tot het paradijs. Om het paradijs te bereiken moet men de leefregels volgen die aan de profeet zijn geopenbaard.
De islam kent vijf zuilen. Dat zijn, in volgorde van belangrijkheid:
- geloofsgetuigenis/belijdenis;
- vijf keer per dag bidden;
- vasten in de jaarlijkse vastenmaand ramadan;
- religieuze belasting (overeenkomend met de waarde van 96 gram goud);
- de hadj, dit is eenmaal in het leven op bedevaart gaan, mits dat financieel haalbaar is.

4 Sociaal-culturele achtergrond van Marokkanen in Nederland

4.1 Taal en communicatie

De officiële taal in Marokko is het Arabisch. Verder zijn er drie Berbertalen die door ruim 40 procent van de bevolking gesproken worden. De Berbertaal op schrift wordt door weinig mensen beheerst. In het onderwijs in Marokko is het Marokkaans Arabisch de eerste officiële taal, het Frans de tweede en sinds kort wordt in bepaalde regio's ook Berbers gedoceerd.

Marokkanen van de eerste generatie hebben weinig tot geen onderwijs genoten in Marokko. Slechts enkelen hadden het geluk om in de moskee deel te nemen aan koranlessen. Analfabetisme is bij deze groep daarom ook geen uitzondering.

Uit onderzoek is gebleken dat veel Marokkaanse patiënten het gevoel hebben dat ze onheus worden bejegend, niet serieus worden genomen, dat ze hun klachten niet duidelijk kunnen maken (door communicatieproblemen) en voelen zich niet begrepen door de hulpverlener (Malki, 2002). Door deze aspecten neemt de patiënt een afwachtende houding aan. Hij weet niet precies hoe hij met zijn ziekte om moet gaan, waardoor hij de adviezen van de hulpverlener niet optimaal opvolgt.

4.2 Lichaamsbeweging

Sporten wordt door Marokkanen van de eerste generatie als een typisch Nederlandse activiteit gezien. Zij zien het belang van sporten niet in.

Hun bewegingsactiviteiten zijn beperkt tot het lopen naar de moskee in de buurt en eventueel lopend boodschappen doen. Wandelen doen ze graag.

De belangrijkste redenen voor onvoldoende lichaamsbeweging is dat ze zichzelf niet (meer) in staat achten om te sporten en de kosten van sporten op een sportschool of de aanschaf van een hometrainer niet kunnen opbrengen.

De laatste jaren komen er steeds meer initiatieven voor beweegactiviteiten vanuit allochtoneninstanties. Deze activiteiten worden voornamelijk door de jongere generaties bezocht. De oudere generatie is vaak niet op de hoogte van deze activiteiten of schaamt zich om te gaan sporten (tussen alle jongeren). Bovendien vinden de activiteiten vaak 's avonds plaats, wat voor de vrouwen een probleem kan zijn.

4.3 Stress

In de Marokkaanse cultuur worden spanningen en psychische problemen gerelateerd aan een lichamelijke ziekte. Stress als op zichzelf staand probleem wordt door de eerste generatie Marokkanen niet erkend.

In gezinnen van de eerste generatie zijn een aantal bronnen van spanningen. Marokkaanse ouders zijn nogal bezorgd om hun kinderen, ze hopen dat hun kinderen een opleiding gaan volgen zodat ze goed terechtkomen in de maatschappij. Tevens maken ze zich zorgen over hun inkomen en over hun gezondheid. Ook het hebben van diabetes kan veel spanningen opleveren bij de patiënt en het gezin. Met name kinderen die zich zorgen maken, proberen de zieke bewust te maken van het belang om de adviezen en de therapie op te volgen. Veel ouders kunnen dit moeilijk accepteren, zij krijgen het gevoel dat de rollen worden omgedraaid (een kind moet door een ouder aangesproken worden en niet andersom).

In het gezin wordt maar zelden over dit soort problemen gesproken. Professionele hulp zoeken voor psychische problemen is niet vanzelfsprekend en vrij onbekend.

4.4 Ziektebeleving

De islam beschouwt lichaam en geest als één geheel en hecht veel waarde aan gezondheid. Volgens de islam is gezondheid een gunst van God. Elk individu is verantwoordelijk voor zijn lichaam. Verwacht wordt dat er op een gezonde manier geleefd wordt om het lichaam rein te houden en verwaarlozing te voorkomen. Dit komt onder andere neer op het gebruik van een gezonde voeding en onthouding van alcohol en tabak. Elke Marokkaan beleeft ziekte op zijn eigen manier. De een ziet ziekte als een straf van God, terwijl de ander ziekte juist als een beloning ziet. Weer anderen zien ziekte als hun lot, een middel om van begane zonden af te komen of als een beproeving van hun geloof.

De omgeving, met uitzondering van het gezin, wordt vaak niet volledig betrokken bij het ziekteproces. Men wil de familie niet tot last zijn, niet zielig gevonden worden of overspoeld worden met allerlei goed bedoelde adviezen. In het gezin zijn vooral de kinderen het meest betrokken bij de ziekte van de ouders. Het verzwijgen van ziekte of het uitsluiten van de omgeving bij ziekte is in strijd met de religieuze voorschriften. De religie schrijft juist voor dat je leed met je broeders en zusters moet delen.

Bij ziekte is het verplicht de adviezen en behandeling van een arts op te volgen. Een zieke die bewust de adviezen en behandelingen niet opvolgt en hiermee zijn gezondheid in gevaar brengt, handelt in strijd met de islamitische regels.

Veel Marokkanen met diabetes mellitus onderschatten de ziekte. Onderzoek heeft aangetoond dat Marokkaanse diabetespatiënten weinig kennis van diabetes en weinig ziekte-inzicht hebben en ontevreden zijn over het aanbod van voorlichting (Malki, 2002). Veel Marokkaanse ouderen weten bijvoorbeeld niet waar de alvleesklier zich bevindt en nog minder wat de functie daarvan is. Sommigen zijn in de veronderstelling dat er bij diabetes iets mis is met de galblaas.

4.5 Therapietrouw

Bij de Marokkaanse diabetespatiënten van de eerste generatie kan de educatie nogal wat problemen meebrengen. De instructies lijken niet al te veel problemen op te leveren, maar door onwetendheid ziet de patiënt het belang van de voorgeschreven adviezen en medicatie niet in.
Niet specifiek voor allochtonen, noemen onderzoekers de volgende oorzaken voor therapieontrouw.
- Ineffectiviteit van de behandeling, ontkenning van ziekte, verstoord gezinspatroon, cultuurconflict, tekort aan kennis of vaardigheden.
- Communicatieproblemen, mogelijk aanwezige taal- en cultuurverschillen.
- Complexiteit van de behandeling, lage sociaal-economische positie, culturele aspecten en vooral de interactie tussen de hulpverlener en de patiënt.

Volgens ander onderzoek is bij het opvolgen van dieet- en leefregels een therapieontrouw van meer dan 90 procent op langere termijn geen uitzondering.

Wanneer de genoemde oorzaken bekeken worden, kan gesteld worden dat de meeste aspecten van toepassing zijn op allochtone patiënten. Gerichte interventies ontwikkelen voor deze doelgroep lijkt dan ook van essentieel belang.

5 Voedingsgewoonten

Uit een onderzoek van de GG&GD (Dijkshoorn, 2002; Eerkens & Dijkshoorn, 2001) naar de eetgewoonten en de prevalentie van overgewicht blijkt 89 procent van de Marokkanen van 55 jaar en ouder en 32 procent van de Marokkanen tussen 35 en 54 jaar uitsluitend Marokkaanse eetgewoonten te hebben. Het gemiddelde gewicht, uitgedrukt in Body Mass Index (BMI), is bij Marokkanen hoger dan bij Nederlanders. Van de Marokkanen van 35 jaar en ouder lijdt meer dan de helft aan overgewicht (55% van de mannen en 78% van de vrouwen) (Dijkshoorn, 2002).

5.1 Rol van de voeding

Voeding neemt in de Marokkaanse cultuur een centrale plaats in bij bijna iedere gelegenheid. Het aanbieden van eten en drinken is een teken van gastvrijheid; het weigeren van eten en drinken wordt als onbeleefd gezien. Als men een goede reden heeft voor het weigeren, wordt er meestal wel begrip getoond. De doorsnee Marokkaanse diabeet zal echter toch geen eten of drinken weigeren uit beleefdheid en soms ook uit schaamte voor zijn ziekte. In de Marokkaanse cultuur wordt extra eten klaargemaakt zodat onverwachte gasten mee kunnen eten.

5.2 Invloed van de islam op de voeding

Elke moslim dient zich te houden aan de voedingsvoorschriften van de islam. God heeft deze regels gesteld in het belang van het welzijn van de mens. Volgens deze voorschriften zijn er verboden (haraam) en toegestane (halaal) producten. In de koran en soennah (uitspraken en handelingen van de profeet) staat duidelijk om welke producten het gaat. Varkensvlees en vlees van carnivoren en van door ziekte gestorven dieren zijn verboden. Alcoholhoudende voedingsmiddelen en voedingsmiddelen met een verdovende of verslavende werking zijn verboden. Groenten, melkproducten, eieren en alle zeedieren zijn toegestaan. Het vlees van geoorloofde dieren is alleen toegestaan indien het dier ritueel geslacht is.

Aanbevelingen over voeding in de profetische geneeskunde komen neer op het gebruik van een varieerde, gezonde en smakelijke voeding. Dit zorgt voor fitheid en een goede eetlust. Overmatig eten wordt afgeraden.

5.3 Eetpatroon

In Marokko wordt meestal regelmatig en op vaste tijden gegeten. Het dagmenu bestaat uit drie hoofdmaaltijden, te weten een ontbijt, een stevige warme maaltijd in de middag en in de avond een lichte warme maaltijd. Aan het eind van de middag en na de avondmaaltijd wordt er tijd ingelast voor koffie en thee met vaak iets zoets erbij.

In Nederland hebben Marokkanen vaak een onregelmatig eetpatroon. In Nederland worden meestal twee of drie hoofdmaaltijden (waarvan soms twee warme maaltijden) gegeten op geleide van het hongergevoel en afhankelijk van de werkdruk. Tussen de hoofdmaaltijden wordt meestal weinig gegeten.

5.4 Portiegroottes

Het gevoel een goed gevulde maag te hebben bepaalt de hoeveelheid voedsel die gegeten wordt. Doordat er vaak veel tijd tussen de maaltijden zit, is men vaak erg hongerig voor het eten, waardoor men grote porties eet.

Omdat Marokkanen gezamenlijk uit een grote schaal of bord eten, is het moeilijk om exacte hoeveelheden aan te houden. In de Marokkaanse cultuur wordt weinig gebruik gemaakt van de in Nederland gangbare verstrekkingseenheden zoals opscheplepels, sauslepel enzovoort. De schuimspaan is een veel gebruikte keukenhulp bij het opscheppen van het eten en de inhoud van een opscheplepel kan aanzienlijk verschillen met die van een schuimspaan. Het is daarom belangrijk om bij de anamnese goed na te vragen welke keukenmaterialen de patiënt gebruikt. Vooral voor insulineafhankelijke diabeten moeten misverstanden voorkomen worden.

Het aanduiden van de hoeveelheid brood geeft regelmatig problemen. Vaak wordt gesproken in termen van een kwart stuk brood, terwijl de Marokkaanse broden sterk verschillen in grootte. Vijf sneden brood (5 x 35

= 175 gr.) komen overeen met een achtste van het grootste Marokkaanse brood van de echte Marokkaanse bakker (1 brood = 1400 gr.).

5.5 Samenstelling van de voeding

Koolhydraten
De Marokkaanse voeding is koolhydraatrijk. Veel gebruikte koolhydraatbronnen zijn brood, couscous (oorspronkelijk uit Tunesië), peulvruchten, aardappelen en verschillende deegwaren. Brood wordt bij vrijwel elke warme maaltijd gegeten. Aardappelen en peulvruchten worden als groenten beschouwd en worden meestal in combinatie met koolhydraatrijke voedingsmiddelen, zoals couscous of brood, gegeten. Door deze combinatie kan de hoeveelheid koolhydraten per maaltijd flink oplopen.

Eenpansgerechten van groenten, aardappelen of peulvruchten en vlees zijn erg populair en worden vaak gegeten. Ook hierbij is brood bijna onmisbaar.

Het gebruik van zoete Marokkaanse thee en koekjes of ander zoetigheid bij de warme maaltijd zorgt voor een extra toename van de koolhydraatconsumptie.

Vetten
De vetinneming wordt voornamelijk bepaald door het gebruik van olijfolie, boter (ook verwerkt in koekjes) en vetten uit (lams)vlees. De laatste twee bepalen hoofdzakelijk de dagelijkse verzadigd-vetinneming.

Voor de bereiding van de warme maaltijd wordt olijfolie of een mengsel van olijfolie en zonnebloemolie gebruikt. Dieetmargarines (of halvarines) worden niet gebruikt omdat deze dierlijke bestanddelen (gelatine) bevatten.

Eiwitten
Lams- en rundvlees zijn de belangrijkste eiwitbronnen in de Marokkaanse voeding. In een doorsnee Marokkaans gezin wijkt, anders dan vaak gesuggereerd wordt, de hoeveelheid vlees die dagelijks gegeten wordt niet veel af van de aanbevolen hoeveelheden. Alleen bij speciale gelegenheden wordt aanzienlijk meer vlees gegeten.

Groenten en fruit
Groenten wordt meestal samen met vlees in eenpansgerechten verwerkt. Bij de avondmaaltijd wordt vaak rauwkost gegeten.

De fruitconsumptie is vaak hoger dan de aanbevolen hoeveelheid.

Marokkanen vinden fruit uit Marokko smaakvoller dan dat uit Nederland. Tijdens de vakantie in Marokko wordt daarom vaak veel meer fruit gegeten.

Vocht

De vochtinneming is in Nederland veel lager dan in Marokko, vooral in de wintermaanden is de inneming onvoldoende. Thee (meestal met veel suiker), frisdranken en water zijn de belangrijkste dranken die gebruikt worden.

6 Behandeling

Voeding en beweging spelen een grote rol bij de preventie en behandeling van diabetes type 2. Dat gedragsverandering bij diabetespatiënten veel gezondheidswinst kan opleveren wordt steeds duidelijker (Otter-Barents, 2003).

6.1 Communicatie

Goede communicatie is een voorwaarde voor een succesvolle behandeling. Een patiënt is pas in staat om een bepaald gedrag aan te nemen als hij de adviezen en richtlijnen begrepen heeft en overtuigd is van het belang ervan.

In de praktijk hebben hulpverleners dikwijls te maken met patiënten die de Nederlandse taal niet of slecht beheersen. De volgende aanbevelingen kunnen helpen de communicatie te verbeteren.

- Neem de patiënt serieus en inventariseer wat het taalniveau is.
- Schakel indien nodig een deskundige tolk in, een voorlichter eigen taal en cultuur (VETC) of een verpleegkundige met dezelfde culturele achtergrond, die dezelfde taal spreekt als de patiënt.
- Vermijd het inschakelen van kinderen als tolk en schakel familieleden alleen in op verzoek van de patiënt (in het kader van de privacy).
- Informeer bij de patiënt welke vorm van voorlichting hij wenselijk vindt: individueel of in een groepsverband, schriftelijk of audiovisueel. Onderzoek heeft aangetoond dat Marokkaanse diabetespatiënten een voorkeur hebben voor audiovisueel materiaal (Malki, 2002).
- Houd rekening met non-verbale communicatie. Geen oogcontact is geen teken van desinteresse of onbeleefdheid, maar juist een teken van respect.

- Neem als hulpverlener zelf het initiatief tot een gesprek. Autonomie wordt met name door de eerste generatie als brutaal gezien.
- Betrek de patiënt actief in de behandeling.

6.2 Aandachtspunten bij dieetbehandeling

De dieetadviezen moeten vooral gericht zijn op de spreiding van koolhydraten, met daarbij aandacht voor de hoeveelheid koolhydraten per maaltijd. Koolhydraten kunnen worden opgezocht in de Dieettabel van het Voedingscentrum. Een aantal Marokkaanse voedingsmiddelen zijn daarin niet vermeld, zie tabel 1.

Even belangrijk zijn de adviezen gericht op het beperken van (verzadigd) vet.

Omdat veel Marokkaanse diabeten overgewicht hebben, is energiebeperking gewenst. Vaak zullen de dieetadviezen voor het beperken van koolhydraten en vet al tot een energiebeperking leiden.

De meeste Marokkanen brengen, zodra zij weten dat zij diabetes hebben, zelf veranderingen aan in de voeding. Ze beperken dan vaak het gebruik van suiker en zoete voedingsmiddelen, (zoete) vruchten en lamsvlees.

Tabel 1 Koolhydraten in Marokkaanse voedingsmiddelen.

Voedingsmiddel	Uitleg	Eenheid	Koolhydraten (g)
Abrikoos, vers	zuidvrucht	100 g	9
Abrikoos, gedroogd	zuidvrucht	100 g	59
Bagrir	pannenkoek zonder vet	stuk	34
Brood, Marokkaans	brood	1/8 stuk (175 gr.)	72
Couscous, gaar	graan	100 g	72
Dadel, gekonfijt	zuidvrucht	100 g	73
Granaatappel	zuidvrucht	100 g	17
Haloau	gemengde koekjes	100 g	13
Harcha	pannenkoek	stuk	74
Lebhlebi	kikkererwten	100 g	54
Linzen, gekookt	peulvrucht	100 g	17
Olijven	zuidvrucht	100 g	3
Pide	Turks brood	stuk	31

Rgaif	pannenkoek met vet	stuk	20
Sfenj	donut/beignet	stuk	20
Simit	Turks broodje	stuk	28
Tajine (zoet)	vleesgerecht	100 g	17
Vijgen, vers	zuidvrucht	100 g	19
Vijgen, gedroogd	zuidvrucht	100 g	53

De volgende aanbevelingen kunnen helpen de dieettrouw te verbeteren.
- Laat de voorlichting aansluiten bij de gewoonten van de doelgroep. Zorg dat voedingsadviezen aansluiten bij het Marokkaanse voedingspatroon.
- Maak afspraken over het samen uit een bord eten, bijvoorbeeld een eigen stuk brood snijden en een afgepaste hoeveelheid vlees bereiden. Het is handig om het vlees in min of meer gelijke stukken te snijden en van tevoren te bepalen hoeveel vlees er op tafel komt.
- Adviseer om bij eenpansgerechten met aardappelen en peulvruchten minder brood te nemen en er rauwkost bij te eten.
- Adviseer bij het eten van brood met olijfolie de olie op het brood te smeren in plaats van het brood in de olie te dopen.
- Adviseer halfvolle Bona in plaats van roomboter. Dit merk heeft de gunstigste vetzuursamenstelling in vergelijking met andere margarines en halvarines en bevat geen gelatine.
- Laat patiënten indien nodig producten en recepten meenemen bij het bezoek aan de diëtist.
- Houd rekening met de volgende misvattingen over voeding.
  Op de lange termijn kunnen zoetjes blindheid, verminderde hartfunctie en kanker veroorzaken.
  Bladgroenten (bijv. bkola, een soort wilde spinazie) werken bloedglucoseverlagend. Bkola zou bovendien geneeskrachtig zijn.
  Pure olijfolie uit Marokko is beter dan olijfolie uit de supermarkt in Nederland en mag ongelimiteerd gebruikt worden.
- Informeer de patiënt duidelijk over wat hij moet doen bij een hypoglykemie. In de praktijk blijken veel patiënten niets te doen. Vaak gaan ze alleen even liggen, dan zakken de klachten wel. Sommigen eten alles behalve datgene wat werkelijk helpt.

Voorbeeld van een dagmenu bij een dieetadvies

Ontbijt
- 1/8 stuk Marokkaans brood
- besmeren met halfvolle Bona
- 1 plak kaas of 1 eetlepel olijfolie
- thee zonder suiker of met zoetjes

In de loop van de ochtend
- thee zonder suiker of met zoetjes

Lunch
- 1/8 stuk Marokkaans brood
- besmeren met halfvolle Bona
- 1 plak kaas of 1 eetlepel olijfolie

of:
- eenpansgerecht van aardappelen, peulvruchten of groenten en vlees (100 g per persoon)
- 1/8 stuk Marokkaans brood of 12 eetlepels couscous
- rauwkost bij eenpansgerechten van aardappelen en/of peulvruchten
- 1 stuk fruit
- 1 glas karnemelk

In de loop van de middag
- thee zonder suiker of met zoetjes

Avondmaaltijd
- eenpansgerecht van aardappelen, peulvruchten of groenten en vlees (100 g per persoon)
- 1/8 stuk Marokkaans brood of 12 eetlepels couscous
- rauwkost bij eenpansgerechten van aardappelen en/of peulvruchten
- 1 glas karnemelk

In de loop van de avond
- thee zonder suiker of met zoetjes
- evt. 1 koekje, klein handje noten

De volgende aanbevelingen kunnen helpen de algemene therapietrouw te verbeteren.
- Leg de patiënt uit wat het belang is van de poliklinische controles en waarom hij de verschillende hulpverleners moet bezoeken. Probeer de patiënt zoveel mogelijk bij dezelfde hulpverleners te laten terugkomen om de therapietrouw te bevorderen.
- Plan polikliniekafspraken in overleg met de patiënt. Probeer rekening te houden met het vrijdagmiddaggebed. Informeer bij de patient naar feestdagen (suikerfeest, offerfeest) en plan bij voorkeur geen afspraken rondom deze periode (tenzij in overleg met de patient).
- Attendeer de patiënt op de verplichtingen van zijn religie: de eigen verantwoordelijkheid voor het lichaam, al het mogelijke doen om de gezondheid niet in gevaar te brengen, de verplichting om de gekregen adviezen van een deskundige behandelaar op te volgen.
- Attendeer de patiënt erop nooit zomaar te stoppen met medicijnen. De patiënt moet altijd een arts raadplegen indien hij denkt dat de medicatie bijwerkingen geeft of als de patiënt te heftig reageert op de afgesproken insulinedosis.
- Breng de patiënt in contact met een ervaringsdeskundige, liefst een ervaringsdeskundige met dezelfde culturele achtergrond die dezelfde taal spreekt als de patiënt.

| 6.3 | Bijzondere gebeurtenissen |

Ramadan

Diabetes en ramadan gaan niet samen. Voor veel diabetespatiënten is het elk jaar weer een dilemma: wel of niet meedoen aan de ramadan. De maand ramadan is een zeer sociaal gebeuren en wanneer men daar niet aan meedoet, zal men zich snel buitengesloten voelen. In de koran staat dat mensen die chronisch ziek zijn en afhankelijk zijn van medicatie, niet mogen vasten. Indien zij dat wel doen en hun gezondheid schade toebrengen, zullen zij daar in het hiernamaals op aangesproken worden. Hoewel zieken dus vrijgesteld zijn van het vasten, is het voor veel diabetespatiënten erg moeilijk om hieraan toe te geven. Mensen met diabetes type 1 zijn zonder enige discussie uitgesloten van het meedoen aan de ramadan. Wat betreft type 2 moet er individueel bekeken worden (afhankelijk van insulinetherapie, instelling en reeds ontwikkelde complicaties) welk advies voor de patiënt van toepassing is.

Informeer wanneer de ramadan valt, maak afspraken over wat te doen met de voeding (overleg met diëtist) en met de medicatie (overleg met diabetesverpleegkundige en/of arts). Zorg voor extra begeleiding gedurende de ramadan en voor nazorg na afloop van de ramadan.

Vakantie in Marokko

Marokkaanse diabeten ervaren tijdens de vakantie in Marokko vaak een grote sociale druk vanwege de Marokkaanse normen en waarden die daar heersen. Zo zullen zij problemen hebben met het weigeren van eten en drinken bij het bezoeken van hun familie.

Overdag heeft men door de hitte minder behoefte aan warm eten, terwijl er veel fruit en dranken genuttigd worden.

De volgende aanbevelingen kunnen problemen in de vakantie voorkomen.

- Geef de patiënt reisadviezen; de patiënt moet gedurende de reis naar Marokko gezond en voldoende blijven eten en voldoende rusten.
- Motiveer de patiënt om ook in de vakantie zoveel mogelijk rekening te houden met het dieet. De hoeveelheid die op visite gegeten wordt, kan door het nemen van kleine hapjes en een laag eettempo beperkt worden.
- Geef de patiënt het volledig ingevulde diabetespaspoort mee met de bijbehorende reisfolder, adressenlijst van internisten in Marokko en het machtigingsformulier.
De adressenlijst is een onderdeel van het Medisch Paspoort, te verkrijgen via www.diabetes-slotervaart.nl/maroc of per e-mail: diabetes-maroc@slz.nl.
- Wijs de patiënt erop dat hij een arts moet raadplegen wanneer er zich problemen voordoen gedurende het verblijf in Marokko (zie adressenlijst van internisten in Marokko). Indien de patiënt langer dan drie maanden in Marokko verblijft, is het tevens raadzaam de patiënt te adviseren daar een arts te raadplegen voor controle van de diabetes.
- Alternatieve geneeswijze is voor veel Marokkaanse diabetespatiënten een vast onderdeel van hun vakantie. Attendeer de patiënt erop dat het toegestaan is, maar alleen in combinatie met de afgesproken behandeling door de arts. Wijs erop dat een alternatieve geneeswijze nooit de reguliere medische behandeling kan vervangen.

6.4 Hulpmiddelen voor de voorlichting

Bij de voorlichting aan Marokkanen over diabetes kunnen de volgende hulpmiddelen gebruikt worden.

- Voorbeelddagmenu, eventueel vertaald in het Arabisch door het tolk- en vertaalcentrum.
- Koolhydratenlijst.
- Voorlichtingsvideo *Diabetes, ziekte van de eeuw* in het Arabisch en Berbers. Deze video is te verkrijgen bij de Diabetes Vereniging Nederland. Hij kan bij groepsvoorlichting gebruikt worden of aan de patiënt uitgeleend worden.
- De Marokkaanse Diabetes Informatie Post (DIP) van de Diabetes Vereniging Nederland. Hier kunnen Marokkaanse diabeten terecht met al hun vragen over diabetes. Indien nodig zullen zij naar de juiste personen of instanties doorverwezen worden. De diabeten worden indien gewenst te woord gestaan in hun eigen taal.
- Voorlichter Eigen Taal en Cultuur (VETC) van de GG&GD. Een VETC kan ondersteuning bieden bij de begeleiding van Marokkaanse diabeten als blijkt dat de communicatie tussen de hulpverlener en de patiënt niet goed verloopt. Informatie via www.nigz.nl.

7 Conclusie

Het is duidelijk dat de begeleiding van Marokkaanse diabeten vaak een specifieke aanpak vereist. Kennis van de Marokkaanse cultuur is hierbij van groot belang. De specifieke aanpak is kost meer tijd, maar levert een beter eindresultaat op. De basishouding bij de begeleiding van Marokkaanse diabeten hoort dezelfde te zijn als die bij Nederlandse diabeten.

Literatuur

Bommel A van. *Islam en Ethiek in de gezondheidszorg*.Den Haag: Oase, 1993.
Booy E, Rundervoort M, Staarman J. *Kleurrijk verplegen en verzorgen*. Houten: Bohn Stafleu Van Loghum, 1996.
Diabetes Vereniging Nederland. *Handboek Diabetesvoorlichting aan allochtonen*. DVN, 2003.
Dijkshoorn H. *Ongezonde leefgewoonten in Amsterdam*. Amsterdam: GG&GD, 2002.
Dijkshoorn H, Uitenbroek DG, Middelkoop BJC. Prevalentie van diabetes melli-

tus en hart- en vaatziekten onder Turkse, Marokkaanse en autochtone Nederlanders. *Ned Tijdschr Geneesk* 2003; 147 (28): 1362-1366.

Erkens C, Dijkshoorn, *Amsterdam Gezond?* Amsterdam: GG&GD, 2001.

Graaff F de. *Zorg aan Buitenl'anders'*. Utrecht: Bureau Voorlichting Gezondheidszorg Buitenlanders, 1995.

Kriegsman D, Langen J van, Valk G, Stalman W, Boeke J. Hoge prevalentie van diabetes mellitus type 2 bij Turken en Marokkanen. *Huisarts Wet* 2003; 46: 363-368.

Malki Salihi F. Diabeteszorg voor allochtonen, bijzondere zorg? *EADV Magazine* 2002; 18: 147-151.

Otter-Barents ESE. Hannah Belliot: 'Eigen verantwoordelijkheid belangrijk uitgangspunt voor zorg en beleid'. *Diabetes Specialist* 2003; 2: 4-6.

Shadid WAR, Koningsveld. *Minderheden, hulpverlening en gezondheidszorg*. Assen: Van Gorcum, 1983.

Valk HW de. Prevalentie van diabetes bij allochtone Nederlanders. *Diabetes Specialist* 2003; 2: 9-11.

Waterval LA. Voedingsvoorlichting aan allochtone Nederlanders: maatwerk. *Diabetes Specialist* 2003; 2: 28-29.

Weijers RN, Bekedam DJ, Oosting H. The prevalence of type 2 diabetes and gestational diabetes mellitus in an inner city multi-ethnic population. *Eur J Epidemiol* 1998; 14: 693-699.

Werf S van der. *Allochtonen, een inleiding*. Bussum: Coutinho, 1994.

Zekhnini S. Allochtone mensen met diabetes. *DNO Nieuws* 2002; 5.

Te verwachten in 2005

cadeauboekje

Voeding bij diabetes mellitus
Dieetbegeleiding tijdens verschillende levensfasen

Bezoek ook eens onze site www.bsl.nl voor uitgaven op het gebied van de gezondheidszorg in Nederland.

GPSR Compliance

The European Union's (EU) General Product Safety Regulation (GPSR) is a set of rules that requires consumer products to be safe and our obligations to ensure this.

If you have any concerns about our products, you can contact us on

ProductSafety@springernature.com

In case Publisher is established outside the EU, the EU authorized representative is:

Springer Nature Customer Service Center GmbH
Europaplatz 3
69115 Heidelberg, Germany

www.ingramcontent.com/pod-product-compliance
Ingram Content Group UK Ltd.
Pitfield, Milton Keynes, MK11 3LW, UK
UKHW021259180426
11947UKWH00015B/925